SISTEMA CURATIVO POR DIETA AMUCOSA

DEL PROF. ARNOLD EHRET

ANOTADO, REVISADO Y EDITADO POR EL PROF. SPIRA

Un método científico
de comer su pasaje a
la salud

SISTEMA CURATIVO POR DIETA AMUCOSA

DEL PROF. ARNOLD EHRET

ANOTADO, REVISADO Y EDITADO POR EL PROF. SPIRA

Por el Prof. Arnold Ehret (1866-1922)

Anotado, revisado y editado por el Prof. Spira

Traducido por Israel Frutal

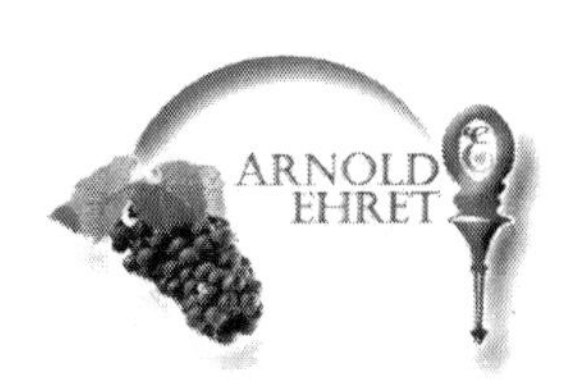

Publicado por Breathair Publishing

Columbus, OH

1 ª Edición en español 2017

Correo electrónico: info@mucusfreelife.com

Impreso por CreateSpace, una compañia de Amazon.com
CreateSpace, Charleston SC

Disponible desde www.mucusfreelife.com, Amazon.com, en Kindle, y otros puntos de venta

Impreso en los Estados Unidos de América

Publicado e impreso por primera vez en inglés como Breathair Publishing Paperback, 2014

Edición en español, 2017

Primera edición

ISBN-13: 978-0-9977026-1-3
ISBN-10: 0-9977026-1-3

CONTENIDO

Bosquejo biográfico del Prof. Arnold Ehret por el Prof. Spira 1
Introducción a la versión anotada por el Prof. Spira 5
Nota del traductor por Israel Frutal 9
Prefacio por Fred Hirsch 11
Bosquejo biográfico del Prof. Arnold Ehret por el Prof. B. W. Child 15
Lección I. Principios preliminares 27
Lección II. Enfermedades latentes, agudas y crónicas Ya no son un misterio 35
Lección III. El porqué del diagnóstico 39
Lección IV. El diagnóstico—Parte 2 47
Lección IVa. El espejo mágico 55
Lección V. La fórmula de la vida 65
Lección VI. La nueva fisiología 75
Lección VII. La nueva fisiología—Parte 2 81
Lección VIII. La nueva fisiología—Parte 3 87
Lección IX. La nueva fisiología—Parte 4 93
Lección X. Crítica de los demás sistemas curativos Reseñas imparciales y libres de prejuicios 99

Lección XI. Confusión en la dietética ... 105

Lección XII. Confusión en la dietética—Parte 2 ... 111

Lección XIII. Confusión en la dietética—Parte 3 ... 119

Lección XIV. Tabla de Ragnar Berg (revisada) ... 123

Lista de alimentos formadores y ligadores de ácido (amucosos) del Prof. Spira ... 127

Lección XV. Dieta de transición ... 139

Lección XVI. Dieta de transición—Parte 2 ... 149

Lección XVII. Dieta de transición (Recetas vegetarianas revisadas) ... 159

Lección XVIII. Ayuno ... 175

Lección XIX. Ayuno—Parte 2 ... 179

Lección XX. Ayuno—Parte 3 ... 185

Lección XXI. Ayuno—Parte 4 ... 193

Lección XXII. La dieta destructiva de la civilización y la dieta amucosa, alimento natural del ser humano ... 199

Lección XXIII. Sexo ... 207

Lección XXIV. Sexo—Parte 2 ... 213

Lección XXV. La aplicación de eliminación mediante ajustes físicos ... 221

Un mensaje a los Ehretistas ... 229

Índice ... 233

Acerca del Prof. Spira ... 238

Lista de otras publicaciones ... 239

Coaching y consultas ... 244

Enlaces web ... 245

BOSQUEJO BIOGRÁFICO DEL PROF. ARNOLD EHRET POR EL PROF. SPIRA

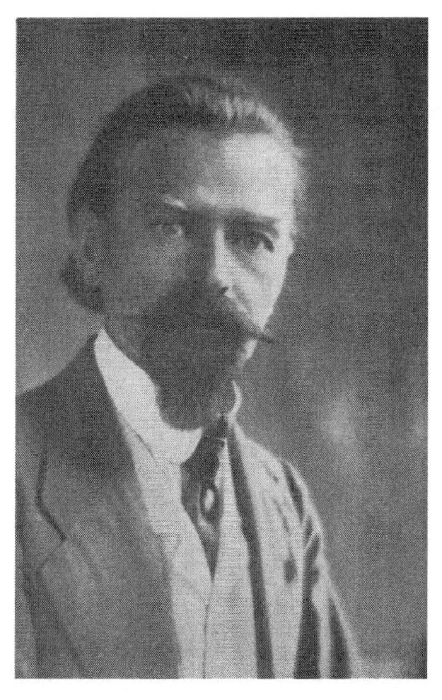

El profesor alemán Arnold Ehret fue un sanador, dietista, filósofo, maestro, visionario y una de las primeras personas en abogar por el ayuno y una dieta vegana a base de plantas, así como un estilo de vida amucoso, como una terapia para la curación. Por más de 100 años, sus obras escritas han tocado la vida de miles de entusiastas de la salud, en busca de niveles de vitalidad más elevados. Los libros más famosos de Ehret, *El Sistema curativo por dieta amucosa* y *Ayuno racional*, continúan aumentando en popularidad a medida que las dietas veganas, a base de plantas y alimentos crudos, se vuelven más prevalentes. Ehret creía que los alimentos formadores de moco y pus eran antinaturales para el consumo humano, y sugirió que una dieta de frutas y vegetales de hoja verde, es decir, alimentos libres de moco, son los alimentos más poderosos y curativos para los seres humanos. Ehret ofrece un sofisticado, pero simple y fiable, sistema de transición para aquellos que se empeñan en poner fin a la ingesta de alimentos formadores de moco y pus.

Vida temprana

Arnold Ehret nació el 25 de julio de 1866 cerca de Friburgo, en Baden, Alemania. Su padre era un dotado agricultor, tan tecnológicamente avanzado que él mismo elaboraba a mano su propio equipo agrícola. Como su padre, Ehret estaría dotado con una pasión por el estudio del fenómeno de la causa y efecto. Sus cursos de interés eran la Física, Química, dibujo y pintura. También poseía una afinidad por la lingüística y era capaz de hablar alemán, francés, italiano e inglés.

A la edad de 21 años, se graduó como profesor de dibujo y fue reclutado en la militar, sólo para ser dado de baja debido a problemas cardíacos. A los 31 años fue diagnosticado con la enfermedad de Bright (inflamación de los riñones) y pronunciado incurable por 24 de los médicos más respetados de Europa. Luego, exploró la curación natural y visitó sanatorios para aprender sobre los métodos y filosofías holísticas. En un desesperado intento por colmar su miseria, Ehret decidió parar de comer. Para su sorpresa, no murió, sino que ganó fuerza y vitalidad.

En 1899 viajó a Berlín para estudiar el vegetarianismo, seguido por un viaje a Argelia, en el norte de África, donde experimentó con el ayuno y una dieta de frutas. Debido a su nuevo estilo de vida, Ehret se curó completamente a sí mismo de todas sus enfermedades y pudo realizar grandes hazañas de fuerza fisiológica, incluyendo un viaje en bicicleta de 800 millas, desde Argelia a Túnez. Su descubrimiento le llevó a postular que los alimentos formadores de moco y pus, son la causa fundamental de toda enfermedad humana, y que el ayuno (simplemente comer menos) es el método principal de la Naturaleza para depurar al cuerpo de los efectos de una alimentación antinatural.

Sanador Exitoso

A principios de 1900, Ehret inauguró un sanatorio bastante popular en Ascona, Suiza, donde trató y curó a miles de pacientes considerados incurables por las llamadas "autoridades médicas". Durante la última parte de la década, Ehret se involucró en una serie de ayunos monitoreados por oficiales alemanes y suecos. Durante un período de 14 meses, Ehret completó un ayuno de 21 días, uno de 24, otro de 32 y otro más de 49 días, el cual se mantuvo como un récord mundial durante muchos años. Por último, Ehret se convirtió en uno de los más demandados conferencistas, periodistas y educadores en Europa, salvando la vida de miles de personas.

El 27 de junio de 1914, justo antes de la Primera Guerra Mundial, Ehret partió de Bremen hacia los Estados Unidos para ver la Exposición de Panamá y degustar las frutas del continente. Se dirigió a California, lugar de especial interés para él. Esto fue porque la región estaba experimentando un renacimiento hortícola, debido a botánicos como Luther Burbank, quien luego rindió homenaje a Ehret. En aquel entonces, la Universidad de California, Riverside, también poseía la mayor colección de frutas exóticas. Cuando la guerra le impidió a Ehret regresar a Alemania, se estableció en Mount Washington (Los Ángeles), donde preparó sus manuscritos y diplomas en sus huertos. Él y otros "naturalistas" comenzaron a influir a poblaciones locales de jóvenes a investigar una vida natural, a base de plantas.

Benedict Lust, un estudiante de Ehret y uno de los primeros proponentes de la Naturopatía, inicialmente distribuyó a través de los Estados Unidos los libros de Ehret, Kneipp, Kuhn, Just y Engelhardt. Esto incluyó el *Kranke Menschen* de Ehret (literalmente, "Seres humanos enfermos"), el cual se convirtió en un éxito de ventas. Ehret trabajó en el sanatorio Yungborn de Lust durante 5 años. Más tarde, Ehret inauguró su propio sanatorio en Alhambra, California, antes de su gira de conferencias. Su curso sobre el *Sistema curativo por dieta amucosa* se convirtió en un libro de 25 lecciones para sus estudiantes. El libro, junto con *Ayuno racional*, se convirtió en una de sus publicaciones más importantes y populares. Ehret también desarrolló y comercializó su conocida fórmula *Innerclean Herbal Laxative (Laxante herbario de limpieza interna).*

Muerte

El 9 de Octubre de 1922, justo 2 semanas después de haber concluido el *Sistema curativo por dieta amucosa*, Ehret terminó una serie de cuatro conferencias acerca de la recuperación de la salud mediante el ayuno y la "Cura de uva" (ayuno de uva y jugo de uva), en el salón de actos del Hotel Angelus, sobre las calles Spring y 4.ª, donde se reportó que más de un centenar de personas fueron incapaces de encontrar asientos. Después de abandonar el edificio, entre las 11:00

p.m. y 11:30 p.m., Ehret, a la edad de 56 años, cayó y sufrió un golpe fatal en su cráneo. De acuerdo con Fred S. Hirsch, socio y editor de Ehret, caminaba con brío en una calle mojada y empapada de aceite, en condiciones de niebla, cuando resbaló en la acera y cayó de espaldas sobre su cabeza. Hirsch no llegó a ser testigo de la caída, pero encontró a Ehret tendido sobre la calle. Carl Kuhn, editor alemán de Ehret durante 1920, incluso cuestionó si la caída de Ehret fue realmente un accidente. Benedict Lust sostuvo que Ehret calzaba su primer par de zapatos de vestir y resbaló por su falta de familiaridad con el calzado.

Hasta la fecha, la verdadera naturaleza de la muerte de Ehret levanta sospechas entre sus seguidores. Los poderosos éxitos curativos de Ehret, junto con su influyente y revolucionario novedoso estilo de vida, amenazó la industria médica, cárnica y láctea. Debido a estos factores, muchos creen que hubo un juego sucio involucrado en la muerte inoportuna de Ehret. Sus escrituras acerca de la religión y la familia también fueron consideradas bastante controversiales. En las décadas precedentes a la muerte de Ehret, Fred Hirsch sostuvo muchas batallas legales con las autoridades médicas alrededor del mundo, sobre la palabra "moco" y el laxante *Innerclean*.

Legado

Arnold Ehret es un ícono cultural y fue un importante protagonista del renacimiento Naturalista emergente en Alemania y Suiza, durante la última parte del siglo XIX (Kennedy 1998, 9-10). La influencia de este renacimiento se esparció a América e influyó a muchos movimientos contraculturales, incluyendo la generación beat, el movimiento "hippie" vegetariano, así como el veganismo y el frugivorismo. A lo largo del siglo XX, las enseñanzas de Ehret han prosperado y desarrollado mediante los sinceros esfuerzos de un pequeño grupo de dedicados Ehretistas. Hoy en día, las enseñanzas de Ehret están ganando mayor aceptación a través del mundo, a medida que más personas buscan investigar sobre la curación y desintoxicación vegana, a base de plantas.

-Prof. Spira, junio del 2013

INTRODUCCIÓN A LA VERSIÓN ANOTADA POR EL PROF. SPIRA

Saludos, hermanos y hermanas,

Hace 15 años, cuando comencé a practicar el *Sistema curativo por dieta amucosa*, tuve el privilegio de tener acceso a una comunidad de practicantes edificada sobre el profundo trabajo de Arnold Ehret. Ellos lo habían desarrollado en un estilo de vida sostenible y una forma de arte dietético. Pasé horas conversando con ellos sobre los detalles del libro, y así mis preguntas de novato fueron respondidas en su totalidad. "Brother Air", el practicante con más de 35 años de experiencia en la dieta amucosa, quien me presentó a ésta, me acompañó a los supermercados y mostró cómo hacer compras para la dieta. También me invitaría a comer a su hogar para mostrarme cómo preparar apropiadamente los alimentos. Mi detenido análisis del libro *Sistema curativo por dieta amucosa*, un acceso sin precedentes a algunos de los practicantes más avanzados del mundo, y más de una década de experiencia, me han ayudado a obtener los conocimientos necesarios para crear la siguiente versión anotada. Tomo poco crédito por mis adiciones, y agradezco humildemente a "Brother Air", Victor B., Khaleeq y las muchas otras personas que se tomaron el tiempo para ayudarme a aprender tanto como fuera posible sobre la dieta amucosa. También me gustaría agradecer a Fred Hirsch, el estudiante más confiable de Ehret y más importante proliferador de sus obras, así como a Alvin Last, quien adquirió Ehret Publishing de Fred Hirsch a principios de 1970 y mantuvo los libros en impresión hacia el siglo XXI. Y, por supuesto, también me gustaría agradecer a Arnold Ehret, cuya genialidad ha cambiado la vida de multitudes de personas.

La inspiración para esta nueva versión editada, actualizada y anotada del *Sistema curativo por dieta amucosa* de Arnold Ehret, surgió alrededor de 2 años después de haber leído el libro. No podía parar de leerlo una y otra vez, ¡me pareció ser una verdadera obra de un genio! Sin embargo, cuando comencé a examinarlo más profundamente, noté ciertas cuestiones que pudieran impedir a un lector primerizo o contemporáneo obtener una plena comprensión. Arcaísmo ocasional y sintaxis difícil de comprender, contradicciones de contenido, y los intentos colegiados del autor en sostener diálogos dietéticos con sus compañeros, de los cuales él estaba muy por delante, causan que numerosos lectores malentiendan algunos aspectos de su mensaje.

A través de los años, he recibido muchas de las mismas preguntas por parte de los lectores de la *Dieta amucosa.* El propósito de este libro es abordar algunas de las preguntas más comunes y hacer actualizaciones editoriales para una audiencia del siglo XXI. Mi objetivo no es reescribir la *Dieta amucosa*, sino crear un documento de referencia que le facilitará la comprensión y el entendimiento a las audiencias modernas. Mis notas y adiciones aparecerán de distintas maneras, incluyendo notas finales, significados en sangría y cursiva, antes o después de las lecciones, así como notas editoriales insertadas al capítulo. Algunas excepciones incluyen la reelaboración de la tabla de Ragnar Berg para mayor claridad, y actualizaciones a ciertas de las recetas vegetarianas añadidas por el editor Fred Hirsch. Minuciosas explicaciones preceden a dichas alteraciones.

¿Cuál es la mejor manera de utilizar este libro? Si nunca antes ha leído el *Sistema curativo por dieta amucosa*, le sugiero el siguiente método. Lea cada capítulo por completo, omitiendo todas las notas. Luego, relea inmediatamente el capítulo con su enfoque principal en las anotaciones. Si ya está familiarizado con la obra original de Ehret, entonces el mejor método para usted sería leer las anotaciones a medida que avanza desde el comienzo. Este documento también puede ser utilizado como un libro de referencia para buscar rápidamente las preguntas más comunes relacionadas con la dieta.

Los principios del *Sistema curativo por dieta amucosa* son atemporales y desesperadamente necesitados hoy en día. En un mundo donde existe gran confusión acerca de la naturaleza de las enfermedades humanas, Ehret proporciona un sencillo, pero increíblemente avanzado sistema, para obtener un nivel de bienestar y salud superior.

¡Paz, amor y respiro!

-Prof. Spira, Marzo del 2017

NOTA DEL TRADUCTOR POR ISRAEL FRUTAL

El propósito principal de traducir al español el *Sistema curativo por dieta amucosa* del Prof. Arnold Ehret, anotado revisado y editado por el Prof. Spira, es lograr que el mensaje de Ehret llegue a las personas de la comunidad hispanohablante en busca de una solución natural para sus dolencias, así como a aquellos que desean alcanzar niveles más altos de salud y vitalidad. No podemos permitir que el lenguaje actúe como una barrera en el intercambio de conocimiento, y yo, como practicante del *Sistema curativo por dieta amucosa* viviendo en un país hispanohablante, considero ideal tener esta traducción a la mano para recomendar a aquellos que expresen interés y deseen saber más al respecto. Si estas personas son en serio, entonces adquirirán una copia de este libro.

Después de varios años siguiendo diferentes dietas crudas y a base de frutas, llegué a un punto en el que comencé a experimentar complicaciones en mi dieta. Cuando comencé mi investigación para mejorar mi dieta, leí un comentario sobre un practicante a largo plazo del *Sistema curativo por dieta amucosa* llamado "Brother Air", quien había realizado un extraordinario ayuno prolongado, lo cual inmediatamente llamó mi atención. Durante mi investigación de la dieta de Brother Air, rápidamente encontré las obras del Prof. Spira, quien es el promotor y educador número uno de la *Dieta amucosa* entre las comunidades de habla inglesa.

Como traductor de esta monumental obra, me fue de suma importancia conservar intacto el significado de cada oración y el contexto de cada idea. Hice todo lo posible en escoger cuidadosamente las palabras apropiadas, porque incluso un pequeño cambio indebido podría dar lugar a un significado completamente diferente a la oración. Durante el proceso de traducción examiné cuidadosamente otras traducciones disponibles del *Sistema curativo por dieta amucosa* y, al hacerlo, noté algunos errores significantes, los cuales me aseguré de que no terminaran en esta traducción. Mi objetivo era lograr una traducción tan cercana a la versión original como fuera posible y hacer mi mejor esfuerzo por darle vida a las palabras de Ehret y al comentario de Spira.

Para concluir, me gustaría agradecer al Prof. Spira por darme la oportunidad de trabajar con él en este gran proyecto, el cual en verdad siento es mi misión en la vida. Agradezco de todo corazón a mi familia y amigos cercanos que continuamente mostraron apoyo con sus palabras de aliento, brindando motivación en tiempos difíciles. Doy un agradecimiento especial a aquellas personas que prestaron de su tiempo para sentarse a escucharme leer párrafo por párrafo en busca de posibles mejoras—especialmente a mi querida tía abuela, la Prof. ª y Trab. Social Hilda Yolanda Peña Galán, mi bella madre Claudia Flores y mis muy buenos amigos: Andrea, Rogelio y Andrés. Aprovecho también para reconocer el esfuerzo de mis padres por haberme dado el privilegio de llevar una educación bilingüe en mis años de secundaria y preparatoria, ya que sin el conocimiento adquirido durante esos años de estudio no me hubiera sido posible el realizar esta traducción.

Por supuesto que tengo que reconocer el extraordinario trabajo del Prof. Arnold Ehret. Gracias por haber encendido la antorcha que iluminará nuestras futuras generaciones. Finalmente quiero agradecerte a ti que estás leyendo estas palabras por tener el interés de cambiarte a ti mismo, pues el verdadero cambio comienza en uno mismo. ¡Continuemos con el legado del Prof. Arnold Ehret y mostrémosle al mundo lo que es vivir!

-Israel Frutal, Otoño del 2016

PREFACIO

Leemos en la Biblia, Génesis 1:29: "He aquí, yo os he dado toda planta que da semilla que hay en la superficie de toda la tierra, y todo árbol que tiene fruto que da semilla; esto os servirá de carne". Notará que la palabra "carne" se utiliza para denotar el "alimento" del ser humano, ¡no el cadáver de animales muertos! Arnold Ehret era un estudiante y partidario de las leyes de la Naturaleza—¡en comunión con DIOS! Las enseñanzas de Ehret tienen su fundamento en la VERDAD—pero hasta ser "demostradas", el individuo promedio no podrá comprender su importancia y, en consecuencia, ¡no hasta entonces, probarán ser aceptables para la gran mayoría!

Arnold Ehret describió y denunció la superstición e ignorancia, pero al igual que aquellas similares doctrinas de los grandes hombres, sus enseñanzas han sido gravemente malentendidas por el individuo promedio, e injustamente criticadas por numerosos educadores de la salud. ¡Ya han pasado más de 70 años desde que su voz se escuchó resonar vanamente en una nota de advertencia, aguardando desesperadamente disipar la ignorancia colosal del individuo promedio, desconocedor de las leyes Naturales! Sus enseñanzas han dado lugar a muchas nuevas vías de curación, y su maravillosa filosofía y el conocimiento ofrecido a aquellos que están dispuestos a aceptar, atraen a miles de nuevos seguidores cada año, ¡de todas partes del mundo!

Ehret instruyó que la mente gobierna instintivamente toda acción orgánica del cuerpo físico, y por lo tanto encontramos a la humanidad evolucionando gradualmente desde la etapa primitiva a un plano intelectual más alto. ¡El bienestar físico y mental de millones de individuos de la actualidad, están buscando desesperadamente una presentación veráz de este conocimiento que sólo se encuentra en el mensaje del Prof. Arnold Ehret y es, por lo tanto, esperado por un mundo expectante! ¿Es mucho pedir que aparte sus ideas, opiniones o prejuicios preconcebidos y lea los artículos de Ehret con una mente abierta? ¡Esperemos que la verdad le ilumine eventualmente, posiblemente meses después de leer, pues alguna parte puede haber sellado una huella indeleble en su mente, e intuitivamente comprobado su exactitud!

No hay "misterio" relacionado con la teoría de la "dieta amucosa" de Ehret, aunque se difiere casi completamente de otros "sistemas curativos", especialmente en cuanto a sus lúcidas explicaciones. Ehret no practicaba el engaño; sus declaraciones son fácilmente comprendidas debido a su sobresaliente "simplicidad" de expresión. Continuamente informa al estudiante: "¡Cualquier cosa que no sea sencilla—fácilmente comprendida, es 'falsa', y por lo tanto no es la verdad!"

Fundamentalmente, las enseñanzas de la filosofía de Ehret son básicamente el amor por la NATURALEZA misma—¡el amor por el aire libre! ¡El amor por las flores y los árboles, el amor por las aves y los animales! Ehret amaba el sol y la lluvia, el frío y el calor, los días soleados y los días nublados. Y enseñaba sinceramente que debemos sentirnos orgullosos de nuestros propios cuerpos—¡LIMPIOS, tanto internamente, como externamente!

Nuestro "amor" por las aves y los animales cuadrúpedos nos advierte instintivamente que no debemos dañar a estas criaturas—¡y jamás matarlas para nuestra comida! ¡La Madre Naturaleza nos ha proporcionado con abundantes cantidades de deliciosas y nutritivas frutas y verduras, con las cuales prosperamos! Con un torrente sanguíneo limpio fluyendo por nuestros cuerpos, cualquier pensamiento de canibalismo se vuelve repugnante.

¡Arnold Ehret enseñaba tolerancia! ¡El respeto hacia los derechos ajenos y la aceptación a los derechos de sus propias creencias! ¡Nunca intente obligar a otros a aceptar sus creencias, sino que mediante precepto y ejemplo, cree un deseo en aquellos interesados en la salud, de buscar esta gran verdad por su propia voluntad! ¡Mediante su tolerancia a la "ignorancia", probará su superioridad y, eventualmente, los "no creyentes" verán el resplandor brillante de la VERDAD!

-Fred S. Hirsch, (Literatura de Ehret)

BOSQUEJO BIOGRÁFICO DEL PROF. ARNOLD EHRET POR EL PROF. B. W. CHILD

Autor de "Ayuno racional" y creador del "Sistema curativo por dieta amucosa" Profesor de Dietética, ayunador y conferencista

Conocí al profesor Ehret primero como autor, más tarde como conferencista y propietario de un sanatorio, y ahora le estimo altamente como un amigo y pionero del más completo, natural y científico sistema o culto para la cura y prevención de la enfermedad, hasta ahora conocido. No tengo ninguna duda en afirmar que él ha evolucionado y desarrollado lo que ahora parece ser la "última palabra" en lo que respecta a la salud y la longevidad.

Nació el 25 de Julio de 1866, cerca de Friburgo, en Baden, Alemania, vivió hasta los 56 años de edad, y fue dotado por su padre con una inclinación natural o extraordinario deseo por ahondar en las causas y razones de las ocurrencias y resultados.

Ehret obtuvo su educación en un colegio donde la larga caminata, sumado por los otros deberes de la granja, llevando una dieta ordinaria, provocó un ataque severo de catarro bronquial. A pesar de esta desventaja se graduó con honores. Su mayor interés era por la Física, Química, dibujo y pintura. Tomó un curso académico especial y a los 21 años de edad, se graduó como profesor de arte para las universidades y escuelas secundarias. Enseñó en un colegio hasta que fue reclutado para el servicio militar, pero fue puesto en libertad después de nueve meses de servicio debido a "problemas neurasténicos del corazón", reanudando así su vocación como maestro. A los 31 años estaba bastante robusto y de "buena apariencia", como otros decían, pero padecía de problemas renales, la enfermedad de Bright, con tendencia consuntiva.

En sus propias palabras: Cinco veces me tomé vacaciones para recuperarme, pero finalmente me declararon "incurable" y renuncié. Luego de cinco años, "sufrí mucho por numerosos médicos" (24 en total) y parte de este sufrimiento fue pagar las facturas con un total de alrededor de $ 6,000 USD, pero con el resultado de ser pronunciado "incurable". Física y casi mentalmente en quiebra, consideré el suicidio, pero accidentalmente escuché sobre la Naturopatía y fui tratado en un sanatorio Kneipp en tres distintas ocasiones, obteniendo algo de alivio y un deseo de vivir, pero no curado. Fui tratado en otros cinco o seis sanatorios más e intenté todos los demás métodos conocidos en Europa, gastando más miles, con el resultado de que mientras no estaba enfermo, tampoco estaba sano. Sin embargo, aprendí algo de las experiencias; los síntomas principales fueron moco o pus y albúmina en la orina, así como dolor en los riñones. Los médicos, con la presunción de que una orina clara indicaba salud, intentaron detener la eliminación con fármacos y reponer la albúmina con una dieta a base de carne, huevos y leche, sólo aumentando los desastrosos resultados. Pude ver a partir de estos métodos algo que parecía arrojar luz sobre el tema; que la dieta correcta debería estar libre de moco y albúmina. Mi tratamiento naturopático extrajo algo del moco mediante baños, ejercicio, etc., pero lo devolvía con una dieta equivocada.

Decidí enfrentar lo que parecía ser una tragedia para mí (y lo es ahora para la mayoría de las personas crónicamente enfermas después de no obtener consuelo por los médicos), e intentar por mí mismo lo que había aprendido de la experiencia pasada: Que una alimentación equivocada era la causa y una alimentación correcta podría ser la cura. Estaba el vegetarianismo, la dieta de frutas y nueces, numerosas "curas" por dieta y algunas pistas de que el ayuno podría ayudar. Viajé a Berlín para estudiar el vegetarianismo, ya que allí había más de veinte restaurantes vegetarianos en aquel entonces. Mi primera observación fue que los vegetarianos no eran mucho más saludables que los que comían carne, pues muchos se veían enfermizos y pálidos. Mi condición empeoró con los alimentos amiláceos y la leche, pero comencé un curso de estudio en la Universidad de Medicina, Fisiología y Química. Visité una escuela de Naturopatía, aprendí algo de curación mental, ciencia cristiana, curación magnética, etc., etc., todo esto para tratar de descubrir las reales y fundamentales verdades de una salud perfecta. Un poco decepcionado, viajé a Niza, en el sur de Francia, donde probé una dieta radical de frutas, con la excepción de una pinta de leche al día, pensando entonces que necesitaba la albúmina. No hice ninguna aplicación especial de la dieta de frutas de acuerdo a mi condición, ya que los demás no lo habían hecho, y recibí poco beneficio. Algunos días me sentía bien y otros me sentía muy mal, así que pronto volví a casa, regresando a la supuesta "buena alimentación", vivida y sugerida por amigos, parientes y médicos bien intencionados. Había aprendido algo sobre el ayuno, pero fue rechazado por todos mis amigos y parientes; incluso mi ex-médico naturopático le dijo a mi hermana que algunos días de ayuno le resultarían fatal a una persona con enfermedad de Bright.

El invierno siguiente viajé a Argelia, en el norte de África. El clima templado y los frutos maravillosos mejoraron mi condición y me dieron más fe en los métodos de la naturaleza y una comprensión de ellos, ganando así valor para probar los ayunos cortos para ayudar a las propiedades depurativas de la fruta y el clima, con tales resultados que en una mañana de un día en el que me sentía muy bien, me miré al espejo y noté que mi rostro había tomado un aspecto completamente nuevo; aquel de una persona más joven y saludable. Pero en el próximo mal día, el rostro de apariencia vieja y enfermiza volvió, pero no duró mucho tiempo, y estos cambios alternos en mi cara me resultaron como una "revelación" de la naturaleza que yo había descubierto sus métodos en parte, y que estaba en el camino correcto, así que decidí estudiarlos más y vivirlos más cerca en mi vida futura.

Un sentimiento indescriptible nunca antes conocido de mejor salud, energía más vital, mejor eficiencia, más fuerza y resistencia vino a mí, y me dio gran alegría y felicidad sólo por estar vivo. Esto no fue sólo algo físico, sino que hubo un gran cambio en mi habilidad mental para percibir, para recordar, mayor valor y esperanza, y sobre todo una percepción de lo espiritual que se convirtió en un amanecer, arrojando luz sobre todos los problemas más elevados y espirituales. Todas mis facultades fueron mejoradas, superando por mucho la mejor y más saludable etapa de mi juventud. Mi eficiencia y resistencia física aumentaron maravillosamente. Hice un viaje en bicicleta de unas 800 millas, de Argelia a Túnez, acompañado por un ciclista entrenado que llevaba una dieta ordinaria. Nunca estuve detrás de él, sino a menudo por delante durante la noche, cuando la resistencia se convertía en la prueba. Tenga en cuenta que antes yo era un candidato para morir, de acuerdo a los médicos, pero ahora jubiloso que podía superar a los más eficientes y un constante regocijo de excitación habiendo escapado del "matadero" de la humanidad, llamadas "clínicas médicas científicas".

Al volver a casa, demostré mi capacidad y resistencia para realizar el trabajo agrícola más duro y en pruebas de fuerza superiores a las de aquellos bajo buen entrenamiento con una dieta ordinaria, pero rodeado de amigos y parientes que vivían de la manera habitual y entrando en contacto con hombres profesionales que estaban emocionados por el temor de que mis descubrimientos fueran de verdaderos principios y eventualmente triunfaran y sobrepasaran los que ellos practicaban, gradualmente retomé la dieta ordinaria. El ayuno era entonces muy impopular y viviendo en la familia de mi hermana que amenazaban con prevenirlo si intentaba uno, no podía retomar lo que creía firmemente y había demostrado por experiencia real; que el ayuno (simplemente comer menos) era el método omnipotente de la naturaleza para depurar el cuerpo de los efectos de una alimentación excesiva y equivocada. También lo encontré ser una "llave maestra" para la evolución y desarrollo mental y espiritual. No había descuidado el estudio de las razones científicas por las que la fruta y los alimentos amucosos eran tan eficientes, y había encontrado que, durante el proceso de digestión, desarrollaban lo que se conoce como azúcar de uva y de lo que se denominaba carbohidratos por análisis. Mi experiencia, las pruebas y los experimentos, así como las curas, mostraron que el azúcar de uva de las frutas era la materia esencial del alimento humano, brindando la mayor eficiencia y resistencia, y al mismo tiempo era el mejor eliminador de obstrucciones y el agente curativo más eficiente conocido para el cuerpo humano.

Esto estaba en directa contradicción con la teoría de la albúmina nitrogenada de los médicos y científicos, y también de la teoría más moderna de las "sales minerales". En 1909 escribí un artículo denunciando la teoría metabólica y en 1912 aprendí que el Dr. Thomas Powell de Los Ángeles había hecho el mismo descubrimiento y estaba haciendo extraordinarias curas utilizando alimentos que contenían lo que el llamaba "carbón orgánico", que son los mismos ingredientes que se desarrollan en azúcar de uva durante la digestión. Con el embrión de estos descubrimientos en mente y mis experiencias dejé a mis amigos y parientes, que me habrían acortado la vida por su bondad bien intencionada, y viajé al sur de Francia, acompañado por un joven que fue ganado por mi experiencia para probar conmigo la dieta experimental y el ayuno para sus dolencias, la principal siendo la tartamudez. Aquí, durante varios meses de experimentación, renové mis experiencias en África y obtuve una creencia más firme que nunca en que la dieta de frutas y el ayuno eran los factores infalibles de la Naturaleza para recuperar y mantener una salud superior a la que disfruta la mayoría de la humanidad civilizada.

Los resultados obtenidos a menudo eran llamados milagrosos, pero eran sólo maravillosos debido a su rareza. El conocimiento que había adquirido de los maravillosos métodos por los que la naturaleza llevaba a cabo la limpieza de las impurezas de los alimentos equivocados, y luego la regeneración, la reparación y el fortalecimiento por el alimento *correcto*, era la maravilla, pero no un milagro.

Especialmente importantes fueron los resultados de este hombre relativamente joven—diez años más joven que yo. Hicimos pruebas con todos los alimentos generales de la civilización después de los ayunos depurativos. Nuestros órganos ahora más sensibles se rebelaban de inmediato contra sus elementos indeseables y especialmente contra las combinaciones, dando la prueba más convincente de que la cocina moderna, con sus mezclas, pero poco conocimiento de sus cualidades, era la causa fundamental de todas las enfermedades. Es imposible saber lo que realmente es el alimento y sus efectos hasta que el cuerpo haya sido purificado por el propio método de la naturaleza, un ayuno. Nunca he sabido que tales experimentos hayan sido realizados por alguien, y los hechos adquiridos ahora han sido tan abundantemente probados durante años de la práctica más difícil y minuciosa que han elevado mi conocimiento sobre todas las dudas o argumentos acerca de las opiniones dietéticas de los demás.

Para probar nuestra eficiencia en el trabajo exhaustivo, hicimos un viaje por el norte de Italia, caminando durante 56 horas continuamente sin dormir, ni descansar ni comer, sólo beber. Esto después de un ayuno de siete días y luego sólo una comida de dos libras de cerezas. Esto fue llamado por las mentes profesionales que lo reconocían como una prueba maravillosa, desde su punto de vista. ¿De dónde provino la energía para esta eficiencia? Del nitrógeno, albúmina, sales orgánicas, grasas, vitaminas, ¿o de dónde? Después de una caminata de 16 horas, hice una prueba de dobladas de rodilla y extensión de brazos, 360 veces en unos pocos minutos, y luego numerosas pruebas de fuerza con competidores atléticos, mostrando resultados superiores. Éstas después de ser pronunciado incurable y mi padre y hermano habiendo muerto de tisis. Durante nuestro viaje por Italia fuimos a menudo sujetos de interesantes comentarios por damas sobre nuestra complexión rubicunda y saludable, y preguntas de cómo lo habíamos conseguido, etc. Como un hombre completamente transformado, deseaba experiencias superiores, ya que no sólo eran físicas, sino mentales y espirituales. Lo mismo ocurrió con mi joven compañero. Él mejoró maravillosamente en muchos aspectos, pero su tartamudez no mostraba cambio alguno. Tuve la idea de que incluso era causada por una obstrucción física de desechos. Procedimos a un lugar aislado en la isla de Capri, y allí se sometió a ayunos más largos y de 4 a 6 horas de baños de sol diarios con el calor de alrededor de 49° C. Estábamos tan limpios que no sudamos. En el día dieciocho, mi joven amigo se puso bastante ronco y temiendo perder la voz—sin saber entonces la causa—terminó su ayuno con tres libras de higos, a mi sugerencia, con el resultado de que durante casi una hora acumuló una gran cantidad de moco de su garganta y su cuerpo se depuró a sí mismo en otras direcciones. Su voz pronto fue restaurada y su tartamudez desapareció y nunca ha vuelto. Habíamos logrado lo que su padre rico había intentado en vano, empleando casi todos los tratamientos conocidos por él, sin la menor permanente mejora.

El ayuno, remedio supremo de la naturaleza, ha sido practicado tan crudamente y es tan generalmente mal entendido, que es muy importante que se explique correctamente. A partir de mi larga experiencia con mi propia curación por ayuno y dieta amucosa, y en la realización de ayunos para muchos cientos en mi sanatorio de Suiza, durante un período de más de diez años, puedo afirmar con certeza su maravillosa potencia y beneficios cuando es llevado a cabo correctamente. Mi primera experiencia trajo resultados tan beneficiosos que deseé perfeccionar y verificar todos los métodos empleados, así que continúe con mis observaciones e investigaciones de todas las fases de la vida. Realicé muchos y muy extensos experimentos, y entonces, mi joven amigo, completamente restablecido, y yo, emprendimos un largo viaje. Primero, a través del sur de Italia, caminando y viviendo en una dieta casi exclusivamente de uvas; luego en barco a Egipto, Palestina, Turquía, Rumania y Austria, hogar. En este viaje aprendimos mucho sobre la dieta, los hábitos, la mentalidad y la salud de diferentes personas, y especialmente en el Oriente, y con el resultado de que mi creencia en la superioridad de la civilización occidental recibió un choque severo y se fortaleció mi creencia de que yo estaba en el camino correcto para un conocimiento de una salud mucho superior, con un mejor desarrollo mental y una vida más larga y activa.

En Egipto, vimos una raza de personas de extraordinaria fuerza y resistencia, que vivían a base de una escasa dieta vegetariana en su mayoría, pero con dos hábitos supuestamente malos: fumar cigarrillos y beber café fuerte. Sin embargo, no vimos ni una sola persona nerviosa o tóxica. Ver la poca variedad y cantidad de alimentos que comían, aprender que se trataba de los mismos alimentos que sus antepasados comieron, nos brinda una razón para las cualidades superiores de la antigua civilización egipcia.

En Palestina nos quedamos varios meses estudiando las costumbres locales, los registros y la historia de las condiciones del pasado; con el resultado de que mi concepción del verdadero significado de los Evangelios del Nuevo Testamento cambió bastante. Aprendí que la vida y las enseñanzas de Cristo estaban en estricto acuerdo con las ya conocidas leyes naturales, que le proporcionaban inteligencia y salud superior, pero que cuando se escribió a partir de rumores corrientes; unos 150 años después; fue coloreado por formas de expresión y metáforas orientales, y su conocimiento incompleto de los fenómenos naturales. Lo que era maravilloso se pensaba milagroso. Sus "precursores", sus ayunos, su dieta y su manera de vivir, así como la de sus asociados, revelan la vida natural que le trajo una salud superior sin necesidad alguna de especial ayuda divina. Comprobó esto afirmando que las futuras generaciones "harían obras mayores de las que Él efectuó", ya que tendrían un mejor conocimiento de las leyes y los métodos naturales e "inmutables" de Dios. Mi "próximo libro" declarará con pruebas convincentes que el linaje de Cristo; los llamados milagros de curación y los aparentes cambios de la ley natural; su resurrección y ascensión hacia el "Cielo", estaban en concordancia con la ley natural. Pero ni en aquel entonces ni ahora ha sido comprendido completamente. La ignorancia actual de las leyes que subyacen a la salud normal es ahora, en este siglo, la más grande de todos los siglos pasados, y se evidencia por el deterioro de las llamadas personas civilizadas, saludables, aunque avanzados de muchas maneras. Lo que he aprendido a través de mis experiencias e investigaciones y las posibilidades de restaurar la humanidad a una salud superior, con el avance de los tiempos modernos, es como abrir un "Libro de los Siete Sellos". Mostrar la vida de Cristo bajo la luz de las leyes verdaderamente naturales y científicas, por lo tanto eternas y verdaderamente divinas, idénticas a las de nuestra propia naturaleza, es una inspiración y una aspiración que muchos ahora disfrutan y que a nadie debería faltarle.

Los otros países visitados revelaron fases y hechos de principios de salud natural, y asumí con más confianza y entusiasmo que nunca la perfección de mi propia salud a través de experimentos de ayuno y una dieta mejorada. Instintivamente sentí y después probé, que ciertos alimentos naturales preparados en la manera correcta tenían un poder superior de producir energía y también un poder superior depurativo; cuando se utilizan apropiadamente y en relación con una abstinencia inteligente de cualquier alimento para la prevención, así como la curación de toda clase de enfermedades. Que cuando se utilizan de acuerdo con la obstrucción de los residuos enfermizos del individuo—no gérmenes—y su edad, ocupación, clima, estación del año, etc., que incluso entonces las supuestas enfermedades incurables mejoraban de manera uniforme y ordenada, y una curación segura, de no estar demasiado obstruidos por la edad y los hábitos. Los tipos adecuados y una disminución de los alimentos como una preparación para ayunos cortos o largos de acuerdo a la condición, le brinda a los órganos digestivos un descanso o unas "vacaciones" del trabajo excesivo y después la reanudación de comer una selección de los tipos correctos (esto siendo *bastante importante*), trae resultados maravillosamente sorprendentes y beneficiosos. Yo ayuné durante veinticuatro días con tan maravillosos resultados; no sólo para mi condición física, sino para mis aspiraciones mentales y espirituales; que mi entusiasmo aumentó a querer contarle a mis amigos y otros acerca de mis descubrimientos, experiencias y resultados concluyentes. No pude describir mis sentimientos, pero les dije que debían experimentarlo por ellos mismos; cosa que unos realizaron de inmediato. Comencé mi trabajo educativo por medio de ayunos y lecciones públicas; ayunando dos veces en grandes ciudades alemanas y dos veces en Suiza. Fui encerrado en una habitación por notarios del estado y estrictamente vigilado y controlado por médicos y sin interferencia o comunicación con el exterior. Un ayuno de 21 días, uno de 24, uno de 32 y otro de 49 días en Colonia; todos en un plazo de 14 meses. Entre los ayunos y después, mi trabajo era dar conferencias, dando pruebas de eficiencia física y mental, demostrando el valor de lo que había aprendido y experimentado, y éstos me llevaron a enseñar y aconsejar a otros, escribiendo artículos y abriendo un sanatorio en Suiza, así como asesorando por correspondencia.

Mi primer artículo escrito fue después de mi ayuno de cuarenta y nueve días en Colonia y, publicado en una revista vegetariana, declarando una experiencia bastante nueva del ayuno, de la dieta y la curación de enfermedad; de hecho, de la vida misma y en su disfrute y su prolongación. Tuvo un efecto sensacional y revolucionario. Me trajo cartas de investigación de todas partes del mundo y, particularmente en Europa, los buscadores de salud, reformadores y médicos pronto se dividieron en opositores y seguidores entusiastas. Estos escritos trajeron una controversia o una lucha científica sobre los nuevos principios que yo había traído a la luz; que en Europa las dos combinaciones opuestas se conocían como "Ehretistas" y "No-Ehretistas".

La verdad de los Ehretistas fue bien descrita por un prominente editor y reformador de la siguiente manera: "Él (Ehret) no inventó ni originó el ayuno o el uso de las frutas o una dieta mejorada, ya que éstos son bien conocidos y se usaron hace mucho tiempo como buenos factores de la Naturopatía, pero lo que sí hizo fue originar un sistema totalmente nuevo de combinarlos como un método sistemático de curación, sobre la base de una nutrición y ayuno perfectos".

"Mi teoría del moco—después un hecho comprobado—como causa fundamental de todas las enfermedades, fue reconocido cada vez más y, por consiguiente, mi sistema de curación también. Ha soportado la prueba y trajo lo que un escritor ha expresado como un 'enorme éxito' y hoy tiene una plataforma que: El tratamiento natural y la dieta, es el más perfecto y exitoso sistema de curación conocido. Se ha nombrado automáticamente 'Nutro-Terapia' y su resultante "culto", 'Naturopatía'. Por más de diez años escribí artículos para revistas de salud, dicté conferencias en las grandes ciudades de Europa, debatiendo los méritos del sistema con médicos y profesionales, y tratando a miles de pacientes en mi "Sanatorio de frutas y ayuno", así como por correspondencia, y, sin cambiar los principios fundamentales, sino reforzándolos por medio de un mejor conocimiento de sus detalles y de cómo aplicarlos para obtener los mejores resultados. De todo esto se desarrolló lo que ahora se está ganando popularidad en este país—el nombre, *'Dieta amucosa'*. Vine a los Estados Unidos justo antes de la Primera Guerra Mundial para visitar la exposición de Panamá y examinar los frutos crecidos aquí, particularmente en California, y mi permanencia aquí obligada por la guerra, ha parecido providencial al encontrar a personas con similares avances, descubrimientos y experiencias, y ahora estamos promoviendo y llevando al conocimiento público los mismos principios que tuvieron tanto éxito en Europa, en aliviar la humanidad sufriente y previniendo las enfermedades, desarrollando una raza mejorada de personas que desconocerán las condiciones de enfermedad y lograrán una mejor humanidad civilizada".

Al editar los artículos de la vida del profesor Ehret, me complace añadir que los descubrimientos realizados aquí por el Dr. Thomas Powell, los cuales yo ayudé en el desarrollo y la adición, fueron intuitivamente conjeturados por el profesor Ehret (que más tarde se comprobó por sus resultados y más tarde corroborado por referencia al análisis científico de los alimentos del químico Hensel), es que las frutas y vegetales poseen elementos que son superiores a los de cualquier otro alimento, para producir energía vital, tanto en cantidad como en calidad. Estos elementos o ingredientes son conocidos como "carbono organizado" y "azúcar de uva". Su presencia en cantidades suficientes refuta la idea actual de que las sales orgánicas, minerales o tisulares son los elementos productores de energía. Existen sólo en cantidades infinitesimales en todos los alimentos y partes de ellos son drogas. El número de calorías ("unidades de calor" por las pruebas de calorímetro) tampoco es una base razonable para seleccionar una dieta adecuada. Mis más de cuarenta años de observación, experiencias e investigaciones me han demostrado de manera concluyente que las frutas y los vegetales tienen todas las sales tisulares necesarias y que la presencia de estos ingredientes bien conocidos en cantidad suficiente son los ingredientes que mantienen la energía y la vida, lo que los hace superiores a el todos los demás alimentos, cuando se eliminan los desechos (moco) de los alimentos "ricos en moco". Entonces el completo efecto beneficioso de la "Dieta amucosa" puede ser disfrutado.

El Prof. Arnold Ehret fue sin duda uno de los más grandes sanadores de los tiempos modernos—filósofo, educador y conferencista de salud—vino a este país en busca de más conocimientos, más el deseo de compartir sus notables descubrimientos de sanación con los que estaban dispuestos a aceptarlos.

Este abrumador deseo de ayudar a su prójimo—a aprender la verdad—junto con la voluntad de admitir que no lo sabía todo, era su fuerza motivadora. Reconoció la necesidad de un esfuerzo unido y esperaba evitar las desagradables consecuencias que resultan de los pequeños celos. Los valiosos pensamientos, hechos y palabras de sabiduría, fueron su herencia que nos dejó cuando pasó al más allá. La magnitud y versatilidad del arte curativo que el profesor Ehret eligió como su campo de trabajo, dio la bienvenida a la amistosa cooperación de todos los sanadores naturales y practicantes libres de medicamentos.

Más que cualquier otra cosa, quería entregar al mundo los beneficios de sus, ahora probados, descubrimientos de salud — esta MEJOR SALUD que él mismo había logrado y que ya había enseñado a miles en su sanatorio suizo, demostraciones públicas y mediante artículos de revistas de salud.

Era una fuente constante de gratificación personal, saber que sus enseñanzas de salud estaban ganando cada vez más aceptación tanto entre los laicos como entre los profesionales, quienes sin dudas aceptaban las frutas frescas y los vegetales de hoja verde como el alimento apropiado para la humanidad. Incluso las palabras descriptivas personalmente acuñadas como: "Moco", "Amucoso", "Co-mucoso" y "Mucoso" se han ido conociendo poco a poco.

Arnold Ehret deja una herencia de gran valor para la humanidad—¡posiblemente el mensaje más importante que la humanidad ha recibido en miles de años! La enseñanza de Ehret concedida a todos sus seguidores—SALUD—que es más valiosa que la riqueza mundana—gozosa felicidad de vivir—¡y un despertar espiritual completo! Este humilde mensaje mío, con suerte añadirá fama a un "Apóstol de la salud", que será recordado por mucho tiempo—el Prof. Arnold Ehret.

- Prof. B. W. Child

Principios preliminares

Lección I

Toda enfermedad, no importa con qué nombre sea conocida por la ciencia médica, es

Constipación

Es una congestión de todo el sistema tubular del cuerpo humano.[1] Cualquier síntoma especial es, por lo tanto, meramente una extraordinaria constipación local, por mayor acumulación de moco en ese lugar en particular.[2] Los puntos especiales de acumulación son la lengua, el estómago y particularmente todo el tracto digestivo. Este último es la causa más profunda y verdadera de la constipación intestinal. La persona promedio tiene alrededor de 10 libras de heces sin eliminar, envenenando constantemente el torrente sanguíneo del sistema entero.[3] ¡Piénselo!

Cada persona enferma tiene un sistema relativamente congestionado por moco, procedente de sustancias alimenticias antinaturales, indigestas y sin eliminar, acumuladas desde la niñez. Puede aprender acerca de los detalles con respecto a este hecho leyendo mi libro *Rational Fasting and Regeneration Diet* (*Ayuno racional y dieta regenerativa*).

Mi "Teoría del moco" y el *Sistema curativo por dieta amucosa* permanecen inamovibles; ha demostrado ser la más exitosa "acción compensadora", supuesta cura contra cualquier clase de enfermedad.[4] Mediante su aplicación sistemática, miles de pacientes declarados incurables podrían ser salvados.

La dieta amucosa consiste en toda clase de frutas crudas y cocidas, vegetales sin almidón y vegetales de hoja verde crudos o cocidos, en su mayoría.[5] El *Sistema curativo por dieta amucosa* es una combinación de ayunos cortos o largos, individualmente asesorados, junto con menús progresivamente cambiantes de *alimentos no formadores de moco.* Esta dieta puede curar cualquier caso de "enfermedad" por sí sola, sin ayuno, aunque tal cura requiere más tiempo.[6] El sistema en sí será expuesto en lecciones posteriores.

Sin embargo, para aprender cómo aplicar este sistema y comprender cómo y por qué funciona, es necesario liberar su mente de los errores médicos, tomados en parte por la Naturopatía.[7] En otras palabras, debo enseñarle una nueva *fisiología,* libre de errores médicos; un nuevo método de *diagnóstico*, una corrección de los errores fundamentales del *metabolismo*, los alimentos ricos en proteínas, la circulación y composición sanguínea y, en último término, pero no en importancia, debe aprender:

Lo que realmente es la vitalidad

Para la ciencia médica, el cuerpo humano continúa siendo un misterio, especialmente en condición de enfermedad.[8] Cada nueva enfermedad "descubierta" por los médicos es un nuevo misterio para ellos. No hay palabras para expresar cuán lejos están de la verdad. La Naturopatía emplea la palabra "vitalidad" continuamente. No obstante, ni los "médicos científicos", ni los naturópatas, pueden decirle lo que es la *vitalidad.*

No sólo es necesario erradicar estos errores de su cerebro, sino también mostrarle la verdad de una novedosa y sencilla manera, tal que pueda usted captarla de inmediato. Esta gran ventaja de simplicidad y claridad es una de las razones fundamentales de mi éxito. Además, mis enseñanzas abarcan la verdad. Incidentalmente, *cualquier cosa que la simple razón* no pueda captar, es *patraña*, por más científica que parezca.

Usted aprenderá lo equivocado e ignorante que es creer que cualquier enfermedad especial puede ser curada mediante el alimento correcto, viviendo de "menús especiales" o sometiéndose a largos ayunos, si lo anterior se realiza sin experiencia, sin sistema y sin consejo especial para cada caso individual.[9]

El "ayuno" ha sido conocido por cientos de años como una "compensación" contra cualquier enfermedad, como la única e infalible ley de la naturaleza, y lo mismo sucede con la dieta amucosa, como ya ha sido establecido en Génesis (frutas y hierbas, es decir, hojas verdes).[10] Pero, ¿por qué nunca se generalizó su uso ni resultó un éxito universal? Esto es porque nunca fue empleado en concordancia con la condición del paciente. La persona promedio no tiene la menor idea sobre cuál es el proceso necesario, cuánto tiempo requiere, cómo y cada cuánto debe ser cambiado, o lo que significa depurar el cuerpo de terribles cantidades del residuo que ha acumulado durante su vida.

La enfermedad es un esfuerzo del cuerpo para eliminar residuo, moco y toxinas, y este sistema asiste a la naturaleza de la manera más perfecta y natural. No es la enfermedad, sino el cuerpo, lo que debe ser curado; debe ser depurado, librado de residuos y materia foránea, de moco y toxinas acumuladas desde la niñez. No puede comprar la salud en un frasco, no puede sanar su cuerpo, es decir, depurar su sistema en cuestión de días. Usted debe hacer una "compensación" por el daño que le ha causado a su cuerpo durante toda su vida.

Mi sistema no es una cura o remedio, es una regeneración, una limpieza completa del hogar, una adquisición de una salud pura y perfecta que usted no conoció jamás.

Recuerde: Sus impedimentos constitucionales a través de todo el sistema, son la fuente de toda enfermedad; la fuente más grande y dañina de la vitalidad disminuida, salud imperfecta, falta de fuerza y resistencia, así como de cualquiera y todas las condiciones imperfectas. Toda enfermedad tiene su origen en el colon, nunca perfectamente evacuado desde el nacimiento. Nadie en la tierra tiene, hoy en día, un cuerpo idealmente limpio y, por lo tanto, una sangre perfectamente limpia. Lo que la ciencia médica llama "salud normal" es, en realidad, una condición patológica.

En suma: el mecanismo humano es un sistema tubular elástico. La dieta de la civilización nunca es totalmente digerida, ni el residuo resultante eliminado. Este sistema tubular es lentamente taponado en su totalidad, especialmente en el lugar del síntoma y el tracto digestivo, siendo éste el fundamento de toda enfermedad. Para desprender este residuo, eliminarlo inteligente y cuidadosamente, y controlar esta operación, solo puede ser realizado perfectamente por el

SISTEMA CURATIVO POR DIETA AMUCOSA

---

[1] Mucha gente asume que Ehret se refiere únicamente a la constipación intestinal. Sin embargo, su uso de la palabra tiene un alcance mucho más amplio, refiriéndose a impedimentos constitucionales a nivel celular, que han estado obstruyendo el organismo desde el nacimiento. A pesar de que Ehret afirma que el fundamento de la constipación celular es la constipación intestinal, la cual es resultado definitivo de comer alimentos formadores de moco y pus, el concepto de Ehret se extiende más allá de los intestinos.

[2] La palabra "moco" procede del latín *mucus*, que significa "flema, moho, moco", etc. El moco se refiere a una descarga espesa, viscosa y resbaladiza, que se compone de células muertas, mucina, sales inorgánicas, agua y células exfoliadas. También se refiere a la sustancia pegajosa y viscosa que se produce en el cuerpo después de ingerir alimentos formadores de moco.

[3] Este hecho puede ser difícil de creer al comienzo. Más adelante, en este libro, Ehret discutirá casos donde ayudó a personas en eliminar más de 10 libras de materia fecal de los intestinos. Además, desde la época de Ehret, otros naturópatas han observado y documentado la eliminación de libras de placa mucoide (tiras similares a goma, compuestas de moco putrefacto, encontradas en los intestinos), heces, piedras fecales con décadas de antigüedad, así como otras toxinas. Para examinar algunos convincentes ejemplos de tal residuo, véase *Tissue Cleansing through Bowel Management (Limpieza de los tejidos a través del intestino)*, de Bernard Jensen. Tenga en cuenta que la mayoría de las prescripciones dietéticas del libro son problemáticas y no recomiendo su uso. Sin embargo, las fotografías auténticas de la clase de residuos internos que albergan los seres humanos, son profundas.

[4] "Amucoso" se refiere a los alimentos que no producen moco. Tales alimentos se digieren sin producir una sustancia espesa, viscosa y babosa, llamada moco. Estos alimentos incluyen todo tipo de frutas y vegetales, libres de grasa y almidón.

[5] La palabra "fruta" hace referencia al ovario u ovarios maduros de una planta que da semilla, junto con sus partes accesorias que contienen las semillas y que se producen en una amplia variedad de formas. Ehret se refiere específicamente a las frutas amucosas, libres de grasa y almidón, que no producen ningún residuo de moco. Un plátano inmaduro es un ejemplo de una fruta amilácea, mientras que el aguacate es una fruta grasosa. "Vegetales de hoja verde" se refiere a distintas plantas amucosas de hoja o a sus hojas y tallos, que pueden ser consumidos como vegetales.

[6] La palabra "ayuno" significa abstenerse de la ingesta de comida y bebida por un período de tiempo. También puede referirse a diversas formas de restricción dietética, incluyendo abstenerse de alimentos sólidos (jugo o ayuno de jugo), alimentos formadores de moco (dieta amucosa), productos de origen animal y así sucesivamente. El ayuno también puede referirse más ampliamente a la abstención de comodidades modernas o adiciones antinaturales, por ejemplo, un ayuno del uso de la electricidad o de los aparatos electrónicos, por un período de tiempo.

"Formador de moco" se refiere a los alimentos que producen moco en el cuerpo humano. Tales alimentos incluyen carnes, lácteos, granos, almidones y grasas.

Ehret utiliza periódicamente el término "enfermedad" para referirse al padecimiento humano. Sin embargo, Ehret sugiere que la palabra es inherentemente problemática, por lo tanto aparece entre comillas. Dicho esto, Ehret nunca pretende "tratar" las enfermedades, sino curar naturalmente las enfermedades humanas mediante un cambio progresivo en la dieta hacia los alimentos amucosos y ayunos de corto plazo. Desde la publicación inicial de la *Dieta amucosa*, el uso de la palabra "enfermedad" por profesionales no médicos, ha sido vigorosamente impugnada. En muchos países, personas enfrentan consecuencias legales por el diagnóstico o la alegación de curar aquello que la profesión médica se refiere como "enfermedad".

Para comprender mejor el significado de la palabra enfermedad, debemos considerar su etimología (origen histórico). El término "enfermedad" se remonta a principios del siglo XIV, cuando entonces significaba "malestar" o "inconveniente". Se deriva de la antigua palabra francesa "desaise", la cual significa "falta, querer; incomodidad, angustia, molestia, desgracia o enfermedad". Literalmente "des" significa "sin, fuera" y "aise" significa "comodidad, placer o bienestar". La palabra se utilizó asiduamente en su sentido literal hasta principios del siglo XVII y se ha reavivado en el uso moderno con la ortografía de la palabra estadounidense *dis-ease*.

En el siglo XVII, la palabra "enfermedad" también fue utilizada para identificar condiciones específicas del cuerpo o de alguna parte u órgano del mismo, en la que sus funciones son perturbadas o trastornadas. Con el tiempo, la palabra llegó a ser usada con el fin de identificar una especie de desorden o dolencia, en la cual se exhiben síntomas singulares o afecta un órgano en específico. Habitualmente, las palabras que definen la "enfermedad" o bien indican su naturaleza sintomática, se derivaron del apellido de una persona que ha sufrido de ésta o del apellido del primer médico que lo diagnosticó. Por ejemplo, "la enfermedad de Bright", la enfermedad que le fue diagnosticada a Ehret, y de la cual se curó a sí mismo, fue descrita por primera vez en 1827, por el médico inglés Richard Bright.

Ehret tiende a utilizar el término "enfermedad" en su sentido original, refiriéndose a una angustiante e incómoda condición del cuerpo. Sin embargo, identifica el propósito expreso de esta condición como "un esfuerzo del cuerpo para eliminar residuo, moco y toxinas". Esta es una definición significativa de la enfermedad, ya que es uno de los conceptos fundamentales para la dieta amucosa—el cual indica que comemos con la finalidad de depurar y no de obtener sustento nutricional. Sin embargo, en lecciones posteriores, Ehret critica la noción médica de las enfermedades y muestra cómo un experto en la dieta amucosa puede interpretar y emplear los diagnósticos médicos para determinar qué tipo de dieta de transición y protocolos de ayuno sugerir a sus pacientes.

[7] El término Naturopatía fue acuñado por John Scheel en 1895 y ganó notoriedad en los Estados Unidos gracias a un estudiante de Ehret llamado Benedict Lust, quien fundó la primera escuela de Naturopatía en 1902. La medicina naturopática favorece un enfoque holístico y sin el uso de drogas, para la curación, y busca encontrar las medidas menos invasivas, necesarias para aliviar los síntomas y curar la enfermedad humana. La "higiene natural" u Ortopatía, es una filosofía curativa derivada de la Naturopatía, la cual promueve dietas a base de plantas y periodos de ayunos intermitentes. A pesar de que un gran número de eminentes naturópatas y practicantes del higienismo natural fueron, y siguen siendo, influenciados por las obras de Ehret, sus prácticas curativas y filosofías acerca de la nutrición, por lo general, se difieren enormemente a aquellas de Ehret.

[8] La palabra "ciencia" proviene del Latín "scientia", que significa "conocimiento". El término se refiere a una iniciativa sistemática, la cual edifica y organiza el conocimiento en forma de explicaciones y predicciones comprobables acerca del universo. También puede ser identificado como el estudio metódico de la estructura y comportamiento del mundo físico y natural, mediante la observación y experimentación. La "ciencia médica" se refiere a una institución especializada en el tratamiento de enfermedades.

[9] El término "sistema", en este sentido, se refiere a un conjunto de principios o procedimientos conforme a los cuales se realiza un método o régimen organizado. Es importante recordar que la dieta amucosa es una estrategia alimenticia sistemática. También es significativo no llegar a ser demasiado entusiasta y precipitarse u omitir aspectos de la transición sistemática discutida en el libro.

[10] En Génesis 1:29, la voz de Dios le dijo a Adán y Eva que su dieta debería consistir de frutas. Pese a que existen muchas traducciones distintas del verso, todas tienen un significado similar, el cual sugiere que los primeros seres humanos fueron frugívoros en el mejor de los casos, o consumidores de frutas y vegetales, crudos y amucosos, en el peor de ellos. Una variante común es de La Vulgata, la cual es una traducción de la Biblia en Latín, de finales del siglo IV: "*Y dijo Dios: He aquí, yo os he dado toda hierba [planta] que da semilla que hay en la superficie de toda la tierra, y todo árbol que tiene fruto que da semilla; eso os servirá de alimento* [carne]" (traducción Vulgata).

De acuerdo con este versículo, el fruto del árbol que da semilla, así como los frutos con semillas, provenientes de las hierbas (plantas tal como una vid), han de servir de alimento para los seres humanos. Tales alimentos sitúan perfectamente a los seres humanos en el círculo de la vida vegetal y animal en este planeta. En teoría, cuando los seres humanos habitan en la naturaleza, se alimentan de fruta, o bien consumen sus semillas o las descartan en el suelo fértil. Las semillas consumidas, eventualmente, regresarán a la tierra después de una deposición. Y así, las semillas poseen el potencial para germinar y producir un nuevo árbol o planta, que producirá más fruta. Los seres humanos no pueden comer alimentos procesados o carne de animales muertos, y esperar producir directamente más alimentos envasados o animales con vida.

Génesis 1:29 es la segunda expresión de Dios a los seres humanos. La primera es en Génesis 1:28: "*Y los bendijo Dios y les dijo: Sed fecundos y multiplicaos, y llenad la tierra y sojuzgadla; ejerced dominio sobre los peces del mar, sobre las aves del cielo y sobre todo ser viviente que se mueve sobre la tierra*" (traducción Vulgata).

Debe señalarse que los humanos debían tener dominio sobre los animales, pero no con el propósito de comerlos. De hecho, los animales ni siquiera tenían derecho a comer otros animales en el Edén. Génesis 1:30 dice: "*Y a toda bestia de la tierra, a toda ave de los cielos y a todo lo que se mueve sobre la tierra, y que tiene vida, les he dado toda planta verde como carne [alimento]. Y fue así*" (traducción Vulgata).

Esto sugeriría que los primeros animales eran herbívoros por naturaleza, cuando no totalmente frugívoros. Señalo esto, porque muchos lectores han interpretado que la palabra "hierba", en Génesis 1:29, indica que los seres humanos son inherentemente herbívoros. Mi interpretación es que los humanos han de tener la fruta de las hierbas (plantas). Por lo tanto, una vid es una hierba que produce un fruto que da semilla. No necesitamos comer la vid o sus hojas, sino las uvas que produjo. Dicho esto, Génesis 1:29 y Génesis 1:30, en conjunto, proponen un mundo libre de moco, habitado por animales y seres humanos amucosos.

En suma, los volúmenes pueden ser, y han sido escritos, sobre estos diversos versos y principios de la vida en la tierra. Muchas filosofías espirituales y religiosas han sugerido que los seres humanos superiores son comedores de fruta y ayunadores frecuentes. El cristianismo, judaísmo, jainismo, budismo, hinduismo, taoísmo, islam, las Escuelas de Sabiduría del antiguo Egipto y más, todas tienen una fuerte tradición de ayuno, y gran parte de ellas propagan distintas formas o grados de una dieta basada en frutas. Ehret, un estudioso de la cultura y religión mundial, tomó en cuenta este hecho e invocaba periódicamente el Génesis 1:29 y discutía diferentes tradiciones de ayuno en sus enseñanzas.

Enfermedades latentes, agudas y crónicas — Ya no son un misterio

Lección II

La primera lección le ha proporcionado la comprensión de lo que realmente es la enfermedad. Además del moco y su toxemia en el sistema, existen otras materias foráneas tales como el ácido úrico, toxinas, etc. y, especialmente, drogas, si alguna vez se usaron. Aprendí a través de años de experiencia práctica, que las drogas NUNCA son eliminadas como lo es el residuo de los alimentos, ¡sino que son almacenadas en el cuerpo durante décadas! He observado cientos de casos donde drogas usadas durante 10, 20, 30 y hasta 40 años, fueron expulsadas junto con el moco mediante este perfecto sistema curativo. *Este es un hecho de importancia básica—especialmente para el practicante.* Después de haber sido disueltos, estos venenos químicos son llevados a la circulación para ser eliminados por medio de los riñones—los nervios y el corazón resultan afectados—causando nerviosismo extremo, mareos y latidos excesivos, así como otras extrañas sensaciones.[11] El desinformado se encuentra ante un misterio y seguramente llame al médico familiar, quien ahora diagnostica la condición como "enfermedad cardíaca" y culpa a la "falta de alimento", en vez de a las drogas prescriptas por él 10 años atrás.

La persona "normal" promedio, a quien se considera saludable, sufre un almacenamiento crónico de residuo alimenticio, venenos y drogas.

ES ESTO, SU ENFERMEDAD LATENTE

Cuando dichas materias de enfermedad latente son ocasionalmente agitadas por un resfriado, por ejemplo, el individuo expele gran cantidad de moco y se siente infeliz, en lugar de disfrutar del proceso depurativo de la naturaleza. Si la cantidad de moco desprendida es lo suficientemente grande como para conmover todo el sistema, pero no peligrosamente, puede ser diagnosticado como influenza. Si el trabajo eliminativo de la naturaleza se intensifica en el sistema, especialmente en aquel órgano importante—los pulmones—se desprende a la vez una excesiva cantidad de moco y venenos y, en consecuencia, la circulación debe trabajar con gran fricción, parecido a una máquina sucia—o, por ejemplo, a un automóvil marchando con los frenos activados. La fricción produce calor anormal, lo que se denomina como fiebre; los médicos le llaman neumonía, cuando en realidad se trata de un "febriciente" esfuerzo de la naturaleza para librar a los órganos MÁS VITALES de sus residuos. Si los riñones se activan para eliminar este moco desprendido, se puede provocar un estado de shock. Esta condición es llamada *nefritis*. En otras palabras, cada vez que la naturaleza se empeña por salvar una vida humana, por medio de sus esfuerzos tendientes a eliminar "febrilmente" el moco y sus derivados tóxicos, se le denomina:

ENFERMEDAD AGUDA

La profesión médica tiene más de 4,000 denominaciones para distintas dolencias.[12] El nombre particular o especial de la enfermedad es asignado en concordancia con el respectivo lugar de la eliminación; o con el sitio congestivo donde el torrente sanguíneo experimenta dificultad en el pasaje y causa dolor—tales como dolores en las articulaciones, en los casos de reumatismo.

Por siglos, este bien intencionado esfuerzo autocurativo de la naturaleza ha sido malentendido y suprimido mediante la acción de drogas y la persistencia en comer, a despecho de la peligrosa advertencia de dolor y pérdida de apetito. Pese a la "ayuda" de los médicos—una ayuda, en los hechos, perjudicial y peligrosa para la vida del paciente—, su vitalidad y especialmente sus habilidades eliminativas disminuyen y la naturaleza procede lentamente. Bajo tal desventaja, la naturaleza no puede obrar con tanta eficacia, requiriendo más tiempo, y en este caso se le denomina "crónico".

La palabra crónico deriva del griego "chronos", que significa tiempo. Se le enseñará más acerca de este misterio en las lecciones 3 y 4.

---

[11] La palabra "eliminación" se refiere a la remoción de residuos fisiológicos y obstrucciones del torrente sanguíneo, sistema linfático o el cuerpo. El término también es utilizado por un gran número de practicantes del *Sistema curativo por dieta amucosa,* para identificar cortos o largos periodos intensivos de eliminación de los residuos. Estos practicantes utilizan el término en lugar de la palabra *enfermo*, ya que se considera que la connotación de ésta puede ser problemática. En el habla, un practicante puede decir "¡Hoy estoy pasando por una intensa eliminación!", lo cual implica que esta persona está posiblemente eliminando gran cantidad de residuos y experimentando diversos síntomas de la enfermedad humana. Los casos de eliminación usualmente incitan a un practicante a desintoxicarse, ayunar o abstenerse de alimentos formadores de moco. Una vez que el residuo ha sido desprendido, el cuerpo tratará de eliminarlo por cualquier medio necesario. La eliminación puede ocurrir mediante los intestinos, riñones, piel, senos paranasales, ojos, oídos, cabello, boca y así sucesivamente.

[12] En el 2007, la Organización Mundial de la Salud distinguió más de 12,420 categorías de enfermedades. Este número continúa aumentando cada año.

El porqué del diagnóstico

Lección III

¿Por qué el diagnóstico?

Legos e incluso algunos expertos dietéticos, exceptuándome, consideran que el diagnóstico es innecesario.[13] Usted puede preguntarse, si sólo existe una enfermedad, ¿por qué el diagnóstico? Si toda enfermedad se debe a la contaminación causada por alimentos indigestos sin eliminar, moco, ácido úrico, toxinas, drogas, etc., ¿por qué el diagnóstico? Ahora debemos aprender por qué el ayuno y la dieta de frutas han producido tan dudosos resultados mediante su uso e incomprensión incorrecta, ocasionados por la creencia de que las reglas generales de esta cura son adecuadas para todo individuo y para todo caso. ¡Nada está más lejos de la verdad! Ninguna otra cura requiere tanta especialización individual y tan continua variación para satisfacer la reacción del paciente. Es por ello que las personas que intentan estos métodos de curación, sin el asesoramiento de expertos, frecuentemente obtienen graves resultados.

Ayuno promiscuo

Por ejemplo, Macfadden[14] y muchos otros, recomendaban que el ayuno es aplicable en todos los casos. Aprendí a través de miles de casos durante mi experiencia, que nada requiere una aplicación más individualizada y desigual que el ayuno y la dieta amucosa. De cada dos pacientes, uno puede experimentar completo restablecimiento después de un ayuno de 2 o 3 semanas, ¡mientras que el otro puede morir bajo el mismo tratamiento! Es por esto que un diagnóstico individual de las condiciones generales y de los impedimentos constitucionales, es tan necesario.

Método del diagnóstico constitucional

Mi diagnóstico determina los siguientes puntos:

1. La cantidad relativa de impedimentos en el sistema.

2. La parte predominante, es decir, si hay más moco o venenos.

3. Si el pus está presente en el sistema, como también la cantidad y tipo de drogas usadas.[15]

4. Si el tejido interno o algún órgano se encuentra en proceso de descomposición.

5. Hasta qué punto está debilitada la vitalidad.

También aprenderá a través de la experiencia y las observaciones a lo largo de estas líneas, que el aspecto general, especialmente el rostro del paciente, indicará aproximadamente la condición del paciente.

Diagnóstico médico

El diagnóstico médico no arroja verdadera luz sobre el tema. No obstante, los médicos lo consideran más importante que la verdadera cura. Este está compuesto de una serie de informes sintomáticos y un esquema de experiencias de las cuales se nombran miles de enfermedades. Característico del insensato diagnóstico médico, es la frecuente declaración de numerosos pacientes: "los médicos no pudieron encontrar lo que padezco". EL NOMBRE DE LA ENFERMEDAD NO NOS CONCIERNE EN ABSOLUTO. Una persona que sufre de gota, una de indigestión u otra de la enfermedad de Bright, todas pueden comenzar a partir de la misma recomendación. Ya sea si ayunar, por ejemplo, y por cuánto tiempo, no depende del nombre de la enfermedad, sino de la condición del paciente y del punto hasta dónde está debilitada su vitalidad.

Conceptos naturopáticos

La Naturopatía sobrepasa la Medicina al instruir que toda enfermedad es constitucional. La Naturopatía no explica suficientemente el origen, la naturaleza y la composición de las "materias foráneas", como la unidad fundamental de toda enfermedad.

El Dr. Lahmann[16] dijo: "Toda enfermedad es causada por gas y ácido carbónico". Pero no supo reconocer dicha causa en las sustancias alimenticias putrefactas y sin eliminar; el moco en un estado de continua fermentación.

El Dr. Jaeger[17] dijo: "La enfermedad es un hedor". La naturaleza diagnostica por medio del mal olor, el cual indica cuánto ha progresado la descomposición interna.

El Dr. Haig[18] de Inglaterra, fundador de la "Dieta anti-ácido úrico", basa su concepción del diagnóstico general en la suposición de que la mayoría de las enfermedades son causadas por el ácido úrico, definitivamente un importante agente de enfermedad, además del moco.

La Naturopatía concede considerable énfasis e importancia al diagnóstico sintomático, a pesar del reconocimiento de que sólo hay una enfermedad.

Diagnóstico úrico

Los médicos y muchos otros, consideran esta clase especial de diagnóstico como la más importante, pero es fundamentalmente malentendida. Además del tracto digestivo, el canal úrico es la avenida principal de eliminación. *Tan pronto como cualquiera disminuye su alimentación, ayuna un poco o cambia su alimentación por una dieta natural, aparecen en su orina residuos, moco, venenos, ácido úrico, etc.*, y un análisis de tal orina resulta inquietante. Esto mismo sucede en la mayoría de los casos cuando un individuo cae enfermo. Todo el mundo se alarma por este esfuerzo del cuerpo para eliminar los desechos—que es realmente el proceso curativo y depurativo.

Si se encuentra azúcar o albúmina en la orina, el caso es denominado "muy serio" y se diagnostica como "diabetes" o "enfermedad de Bright", respectivamente. Bajo tratamiento médico, el paciente en el primer caso nombrado, muere a través de inanición de azúcar, causada por la falta de azúcar y formadores de azúcares en la dieta.[19] En el segundo diagnóstico, el paciente muere por un "reemplazo de albúmina" forzado, resultante de la sobrealimentación de alimentos ricos en albúmina.[20]

LO QUE SEA QUE EXPULSE EL CUERPO ES DESECHO PUTREFACTO, MUERTO—e indica simplemente que el paciente se encuentra en un estado avanzado de suciedad interna, causando una descomposición de los órganos internos—produciendo una rápida putrefacción de todos los alimentos ingeridos. Estos casos, como la tuberculosis, deben ser tratados con *SUMA LENTITUD* y cautela.

Cómo se ve en el Colon Humano

Es de extrema importancia que mediante nuestros diagnósticos aprendamos tanto como sea posible sobre el estado general del cuerpo humano. Por lo tanto, nuestro diagnóstico consiste en averiguar el grado de cantidad de los desechos individuales del paciente.

Los expertos en autopsias afirman haber encontrado que de 60 a 70 por ciento de los colon examinados almacenan materias foráneas, tales como gusanos y piedras fecales con décadas de antigüedad. Las paredes internas de los intestinos están incrustadas por viejas heces endurecidas y se asemejan en apariencia al interior de un conducto de estufa sucio.

Tuve pacientes obesos que eliminaron de su cuerpo tanto como 50 a 60 libras de desecho, de las cuales 10 a 15 libras provenían exclusivamente del colon—la mayoría compuesta de materias foráneas, especialmente de viejas heces endurecidas. La persona promedio de hoy en día, a quien se considera "saludable", carga continuamente, desde su niñez, varias libras de heces jamás eliminadas. Una "buena deposición" diaria no significa nada. Una persona enferma y obesa es prácticamente una cloaca viviente. Fue para mi una gran sorpresa que cierto número de mis pacientes en tales condiciones, ya habían sido tratados por las supuestas "curas naturales".

---

[13] Ni Ehret ni el editor de este libro pretenden "diagnosticar" enfermedades médicas. Ehret utiliza la palabra diagnóstico simplemente para señalar la interpretación de los problemas de salud basados en evidentes factores fisiológicos. El enfoque de Ehret puede ser identificado como el *Sistema curativo por dieta amucosa*, ya que se distingue de enfoques diagnósticos médicos e incluso muchos naturopáticos. Como se mencionó en la Lección II, la denominación médica de una enfermedad no es particularmente importante, aunque tal información puede utilizarse para determinar la mejor manera de aplicar el *Sistema curativo por dieta amucosa.*

[14] Bernarr Macfadden (1868–1955) fue un autor americano proponente de la salud y el fisiculturismo. También fundó la duradera compañía de revistas, Macfadden Publications. Una de sus más famosas revistas, *Physical Culture (Cultura física)*, fue publicada por primera vez en 1899. Fue el predecesor de Charles Atlas y Jack LaLanne y se le ha acreditado el ayudar a comenzar la cultura de salud y forma física. Macfadden fue un fuerte proponente del ayuno y creía que era la manera más efectiva de alcanzar la salud física. Muchos de sus súbditos ayunaban durante una semana con el objetivo de rejuvenecer el cuerpo. Afirmó que mediante el ayuno: "Una persona puede ejercer control irrestricto sobre prácticamente todos los tipos de enfermedad y a la vez revelar un grado de fuerza y resistencia que pondría a los demás en vergüenza".

[15] La palabra "pus" proviene del latín "pus" (relacionado a puter [putrefacto] "podrido") de finales del siglo XIV, del protoindoeuropeo *pu- con respecto al sánscrito puyati "pudrirse, apestoso", putih "apestoso, asqueroso". Pus suele hacer referencia a un líquido espeso y opaco de color blanco, amarillento o verdoso, producido en el tejido infectado, compuesto por glóbulos blancos muertos, bacteria, restos de tejido y suero. También se refiere a la sustancia resultante del cambio químico que sufre la carne de animales muertos luego de ser consumida o mientras se descompone. Por consiguiente, la ingesta de carne y productos lácteos produce residuos de pus en el cuerpo.

[16] Johann Heinrich Lahmann (1860-1905) fue un médico y pionero alemán de la Medicina Naturopática. Obtuvo su doctorado médico en la Universidad de Heidelberg y se convirtió en practicante general en Stuttgart. El 1 de enero de 1888, inauguró un sanatorio llamado el "Sanatorio Fisiátrico" en Weißer Hirsch, en las afueras de Dresde, el cual fue reconocido a nivel internacional. Finalmente abandonó la Medicina

alopática, a medida que se hizo desdeñoso de las drogas y los medicamentos antinaturales. Se convirtió en proponente de una dieta vegetariana, el ejercicio y aire fresco, y fue un apasionado practicante de la fisioterapia e hidroterapia.

[17] Gustav Jaeger (1832-1917) fue un naturalista alemán, higienista y profesor de Zoología. En 1884, abandonó la enseñanza y comenzó la práctica como médico en Stuttgart. Desarrolló la primera versión del concepto de la feromona y escribió diversas obras sobre temas biológicos. También propuso vestir tejidos gruesos de origen animal, tales como la lana, en estrecha proximidad a la piel y se opuso al uso de fibras vegetales como el algodón. Sus enseñanzas inspiraron la creación de la marca de ropa Jaeger (1884).

[18] Alexander Haig, MD (1853-1924) fue el autor de distintos libros que abordan la dieta y la enfermedad humana. Es conocido por su teoría de que el "ácido úrico" y los alimentos que promueven el ácido úrico en el cuerpo, son el fundamento de la enfermedad humana. Para leer más, véase: *Uric Acid: An Epitome of the Subject* (1906) y *Uric acid as a factor in the causation of disease; a contribution to the pathology of high blood pressure, headache, epilepsy, nervousness, mental disease, asthma, hay fever, paroxysmal hæmoglobinuria, anæmia, Bright's disease, diabetes, gout, rheumatism, bronchitis, and other disorders* (1908).

[19] Ehret se refiere al puñado de enfermedades en las que los médicos ordenan a la gente evitar el consumo de frutas y en vez sugieren el consumo de alimentos albuminosos o formadores de pus. Desde la perspectiva de Ehret esto es bastante problemático, ya que considera que las frutas amucosas son la clave para depurar y curar el cuerpo. En los casos en que la fruta produce síntomas incómodos y peligrosos, Ehret sugiere que el paciente controle sus eliminaciones consumiendo una dieta de transición predominante en vegetales, integrada con cortos períodos de ayuno (esto se abordará en lecciones posteriores).

También cabe señalar que los azúcares simples (carbohidratos), particularmente la fructosa, la cual Ehret suele llamar azúcar de uva o de fruta, es elemental para la curación. Los azúcares simples (monosacáridos) nunca deben confundirse con los azúcares complejos (o carbohidratos complejos) provenientes del almidón, leche, etc., los cuales son perjudiciales para el cuerpo y deben ser evitados.

[20] La palabra "albumen", también escrito "albúmina", fue originalmente utilizada para referirse a la "clara de huevo", derivada del Latín albumen, literalmente "blancura", de albus "blanco". Es una clase de proteínas simples, solubles en agua, que pueden coagularse con el calor y que se encuentran en la clara de huevo, el suero sanguíneo, la leche y muchos otros tejidos de origen animal y vegetal. Albuminoso se refiere a algo que consiste de o que contiene albúmina. Los alimentos albuminosos se descomponen en pus dentro del cuerpo.

El diagnóstico—Parte 2

Lección IV

Tipos gruesos y delgados

El mecanismo corporal del tipo grueso está, en promedio, *mecánicamente* más obstruido porque, por lo general, se trata de un gran comedor de alimentos amiláceos. En el organismo del tipo delgado existe mayor interferencia química *fisiológica*, tales individuos son generalmente comedores de carne, circunstancia que produce especialmente mucha acidez, ácido úrico, otros venenos y pus.[21]

Historia de la enfermedad

Como regla general, efectúo las siguientes preguntas a mis posibles pacientes, ya que el conocimiento que se ha de obtener es de gran importancia:

1. ¿Cuánto tiempo ha estado usted enfermo?
2. ¿Cómo llamó el médico a su enfermedad?
3. ¿Cuál fue la naturaleza de su tratamiento?
4. ¿Cuánto y qué tipo de tratamiento fue tomado?
5. ¿Alguna vez ha sido operado?
6. ¿Qué otras clases de tratamiento ha tomado antes?

(La edad, el sexo, si una enfermedad es hereditaria, etc., también son puntos importantes).

Sin embargo, la cuestión más importante es la dieta actual del paciente, su especial anhelo por ciertos alimentos, sus malos hábitos, si se encuentra estreñido y desde cuándo. ¿Qué clases de dietas, si alguna, fueron utilizadas antes? Es necesario basar el cambio dietético en la dieta actual del paciente y sólo es aconsejable un LIGERO CAMBIO hacia una dieta mejorada.[22]

El diagnóstico experimental

UN CORTO AYUNO ES EL MEDIO DE DIAGNÓSTICO MÁS EXACTO E INFALIBLE QUE TENEMOS. Cuanto más pronto se siente "peor" el paciente, mediante un corto ayuno, mayor y más venenoso es su impedimento. Si experimenta mareos, sufre severos dolores de cabeza, etc., está congestionado en gran medida por moco y toxinas. Si ocurren palpitaciones cardíacas, *es una señal de que hay pus en alguna parte del sistema*, o bien que en la circulación hay drogas a eliminar, a pesar de que hayan sido tomadas hace años.

Cualquier punto interno "constipado" se localiza por un ligero dolor en el sitio. El empírico puede averiguar la verdadera condición interna del cuerpo humano mejor que con los rayos X, mediante una revelación de la naturaleza después de un corto ayuno, y conoce el verdadero diagnóstico más certeramente que los médicos con todos sus costosos instrumentos y equipos científicos.

Si este diagnóstico por "corto ayuno" es probado con la persona promedio, llamada normal y saludable—pero en realidad congestionada por moco y enfermedad latente—, la naturaleza revela lo mismo, sólo que en menor grado. Si un "punto débil" ha comenzado a desarrollarse insospechadamente, la naturaleza indicará infaliblemente dónde y cómo enfermará luego, si el método de vida equivocado es continuado, aunque esto pueda suceder después de algunos años. Es este, entonces, el PRONÓSTICO DE LA ENFERMEDAD.

Algunos diagnósticos especiales

Para demostrar que todas las enfermedades, incluso las más severas, tienen su causa y fundamento en el mismo impedimento general y constitucional del cuerpo, le mostraré, a luz de la verdad, unos pocos casos característicos. Mediante estos *ejemplos ilustrativos*, probaré que no hay una sola enfermedad, una sola perturbación o sensación ni apariencia o síntoma, que no pueda ser explicada y vista a la vez en su verdadera naturaleza como una constipación local, constipación constitucional por el moco y sus toxinas; la mayoría de estas cantidades continuamente suministradas por la "reserva crónica de desechos" en el estómago, intestinos y, especialmente, el colon. El "sótano" del "templo" humano es el reservorio desde el cual cada síntoma de enfermedad y debilidad es abastecido en todas sus manifestaciones.

UN RESFRIADO

Es un esfuerzo beneficioso para eliminar residuos de las cavidades cefálicas, garganta y tubos bronquiales.

NEUMONÍA

El resfriado se profundiza y eliminará y limpiará el moco del órgano más vital y esponjoso, el pulmón. Ocurre una hemorragia para limpiarlo más radicalmente. Todo el sistema es excitado, causando altas temperaturas debido a la fricción del residuo en circulación. Esto resulta alarmante y el médico lo suprime con drogas y alimento, en realidad bloqueando el proceso curativo y depurativo de la naturaleza. Si el paciente no muere, la eliminación se torna crónica y es llamada

TISIS[23]

El tísico elimina continuamente su moco, causado por el erróneo incremento de alimentos formadores de moco, a través de los pulmones, en vez de por las vías naturales. Este órgano se deteriora más y más, produciendo gérmenes; y entonces se le llama tuberculosis.

El órgano vital (pulmón)—la bomba—trabaja insuficientemente en el acto circulatorio, todo el sistema se deteriora progresivamente y se descompone antes que el paciente muera.

DOLOR DE MUELAS

Su dolor es una señal de advertencia de la naturaleza: "Para de comer, debo reparar; hay pus y residuos; has comido demasiada carne, alimento pobre en cal".[24]

REUMATISMO Y GOTA

Moco y ácido úrico acumulados particularmente en las articulaciones, ya que es el punto de los tejidos menos fiable para el pasaje de la circulación, que en el cuerpo de un comedor de carne, está repleta de residuo y ácido úrico.

PROBLEMAS ESTOMACALES

El estómago es el órgano central de la provisión de materia perniciosa. Existe un límite a su capacidad de digerir y vaciarse después de una comida. Cada tipo de alimento (incluso los de mejor clase) es mezclado con este moco ácido, continuamente presente en el estómago de la persona promedio. Lo maravilloso es el tiempo que el ser humano puede soportar tales condiciones.[25]

PAPERAS

Es un depósito tremendo de desperdicio, formado por la naturaleza, para mantenerlo fuera de la circulación.

FURÚNCULO

En principio es lo mismo que las paperas, sólo que la eliminación es externa.

TARTAMUDEZ

Es una acumulación especial de moco en la garganta, interfiriendo con la función de las cuerdas vocales. He curado varios casos.[26]

ENFERMEDADES DEL HÍGADO Y LOS RIÑONES

Estos órganos son de estructura muy esponjosa y sus funciones son las de un tamiz fisiológico. Es por eso que son obstruidos fácilmente por moco pegajoso.[27]

ENFERMEDADES SEXUALES

Estas enfermedades tienen por único origen la eliminación del moco a través de estos órganos y son curadas con facilidad. El uso de drogas sólo produce los síntomas de sífilis. Entre más drogas hayan sido utilizadas, especialmente mercurio, más cuidadoso debe ser el tratamiento a aplicar.[28]

ENFERMEDADES DE OJOS Y OÍDOS

Incluso la miopía y la presbicia son congestiones en los ojos, así como las sorderas parciales por congestión de estos órganos. He curado unos pocos casos de ceguera y sordera mediante los mismos principios.[29]

ENFERMEDADES MENTALES

Además de un sistema congestionado, he encontrado que cualquier enfermo mental sufre de una congestión, especialmente en el cerebro. Un hombre al borde de la locura fue curado por un ayuno de 4 semanas. No hay nada más fácil de curar por ayuno que la locura—tales personas, habiendo perdido la razón, su instinto les indica que no coman. Aprendí que si se cura cualquier tipo de enfermedad a través del *Sistema curativo por dieta amucosa*, la mayoría de los pacientes se alivian de mayores o menores condiciones mentales. Después de un ayuno viene una mente más despejada. La unidad de las ideas llega a tomar el lugar de las diferencias. Hoy en día, las diferencias de ideas son causadas en gran parte por la dieta. Si algo anda mal con cualquier persona, mire primero al estómago. El enfermo mental sufre fisiológicamente de una presión gaseosa en el cerebro.

---

[21] Arnold Ehret categoriza la fisiología humana en dos principales categorías: tipos gruesos (también llamada mucosa) y delgados (también llamada ácido úrico). Se dice que las personas con fisiologías de ácido úrico tienen un "metabolismo alto" y al parecer pueden comer en gran cantidad y no ganar peso. El malentendido es que tal persona es más saludable que aquella con sobrepeso. Esto no suele ser el caso, ya que su cuerpo sólo maneja el moco y pus de distinta manera, que la persona con una fisiología gruesa o mucosa. Esta condición sucede con las personas que son grandes comedoras de carne, una condición que produce ácido úrico, pus y otros venenos. Básicamente, en vez de depositar el moco en forma de grasa a través de su cuerpo, el desecho se convierte en ácido tóxico. Las dietas bajas en carbohidratos que enfatizan el consumo de carne, tal como la dieta Atkins, prácticamente transforman su tipo de cuerpo de grueso a delgado. Por lo tanto, la pérdida de peso para las personas en tal dieta es una proposición negativa, ya que adelgazan a expensas de crear una gran

toxicidad interna. Las personas delgadas que participan en concursos de comida, suelen tener un tipo de fisiología de ácido úrico. Por lo contrario, cuando alguien con un tipo de fisiología grueso, mucoso, come alimentos formadores de pus y moco, aumentará de peso. Comer grandes cantidades de tales alimentos es la causa de obesidad en las personas con este tipo de fisiología.

[22] Uno de los elementos más incomprendidos y a menudo ignorados del *Sistema curativo por dieta amucosa*, es la recomendación de adherirse a "solamente un LIGERO CAMBIO hacia una dieta mejorada" al comienzo. Aunque esto se discute en detalle a lo largo del libro, muchas personas que se empeñan por practicar la dieta, sin la asistencia de expertos, intentan omitir la transición e ir directamente a largos ayunos y agresivas dietas de frutas. No puede recalcarse suficientemente qué tan equivocado es tal acercamiento. Ehret no recomienda a ningún paciente hacer largos ayunos o una dieta prolongada de frutas en un principio. ¿Qué aspecto tiene un "ligero cambio" en la dieta? ¿Qué es demasiado ligero y qué es muy agresivo? Estas preguntas serán exploradas con más detalle en lecciones posteriores.

[23] "Tisis" es un término arcaico para lo que actualmente se conoce como tuberculosis pulmonar. La discusión de Ehret también puede ser aplicada a todas las "enfermedades pulmonares obstructivas", que son enfermedades respiratorias caracterizadas por obstrucción en la vía respiratoria. Los términos utilizados para denotar diversas formas de constipación pulmonar incluyen: asma, bronquiectasias, bronquitis y enfermedad pulmonar obstructiva crónica (EPOC).

[24] Por "pobre en cal", Ehret hace referencia a los alimentos que carecen de minerales. Considere el concepto del suelo "rico en cal", el cual es altamente alcalino y puede utilizarse para neutralizar la acidez. Desde la perspectiva de Ehret, la importancia de los alimentos ricos en minerales son sus propiedades depurativas.

[25] Para una exploración detallada acerca de la condición interna del estómago humano, véase el libro de Ehret: *Thus Speaketh the Stomach*. En esta singular obra, Ehret le da voz al estómago a través de una perspectiva de primera persona, que le permite al lector explorar íntimamente el fundamento de la enfermedad humana.

[26] Hoy en día, la "tartamudez" es más comúnmente conocida como "tartamudeo" o "falta de fluidez". Es un tipo de problema de la comunicación y el habla, donde una persona habla con repentinas pausas involuntarias y tiene una tendencia de repetir las letras iniciales de las palabras.

[27] La mayoría de las personas, sin importar lo saludable que parezcan, tienen riñones debilitados. Como resultado, no logran filtrar tanto residuo celular de su cuerpo como deberían. A medida que avance con la dieta amucosa, su orina puede tornarse bastante amarillenta o contener sedimento. Esto se debe a que los riñones comienzan a filtrar mejor los residuos acumulados que ahora está desprendiendo.

[28] El mercurio ya no es utilizado para el tratamiento de las enfermedades venéreas. Tan pronto como el año 1300, se utilizaba como un tratamiento para las enfermedades cutáneas y existen informes diciendo que se utilizó para tratar la sífilis en el año 1496. El mercurio es tóxico para los seres humanos y aunque el tratamiento perjudicó a muchas personas, fue comúnmente utilizado por más de tres siglos. A principios de 1900, se desarrollaron los tratamientos sin mercurio para tratar las enfermedades venéreas, y los estudios científicos sobre la intoxicación por mercurio, particularmente del químico alemán Alfred Stock, le confirmaron a otros miembros de la comunidad científica sobre su toxicidad para los seres humanos. A pesar de que su uso para las enfermedades venéreas perdió popularidad, los empastes de mercurio continúan siendo utilizados hoy en día entre gran controversia. Si usted tuvo o tiene empastes de mercurio, tendrá que ser cuidadoso al comenzar a aplicar el *Sistema curativo por dieta amucosa.* Pueden surgir muchos síntomas desagradables a medida que estos venenos latentes de los metales pesados comienzan a reintroducirse en su sistema, para ser eliminados. En general, evite ser demasiado agresivo con los estrictos ayunos o períodos exclusivos de frutas mientras elimina estos venenos. Para obtener apoyo y orientación sobre cómo enfrentar con seguridad los problemas relacionados con el mercurio, utilizando la dieta amucosa, es aconsejable buscar la ayuda de un experto, practicante del *Sistema curativo por dieta amucosa.*

[29] Además de la congestión, la tensión ocular también puede causar problemas oculares. Para aprender sobre los métodos que han ayudado a las personas a remover la tensión ocular, véase el libro de Horatio Bates (1860–1931) *Perfect Sight without Glasses* (1920). Los grupos de apoyo con practicantes del Método Bates, también están accesibles en línea.

El espejo mágico

Lección IVa

Suplemento para el diagnóstico

Desde que los seres humanos se degeneraron por medio de la civilización, ya no saben qué hacer cuando se enferman. La enfermedad sigue siendo el mismo misterio para la ciencia médica moderna, como lo fue para el "curandero" de hace miles de años—la diferencia principal siendo que la teoría del "germen" ha sustituido al "demonio", y que aquel misterioso poder externo subsiste, para lastimarle y acabar con su vida.

La enfermedad es un misterio para usted, así como para cada médico que aún no ha mirado en el "espejo mágico", acerca del cual ya le explicaré. La Naturopatía merece todo el crédito por haber probado que la enfermedad se encuentra dentro de usted—una materia foránea que tiene peso y debe ser eliminada.

Si usted quiere convertirse en su propio médico, o si usted es un sanador sin el uso de drogas y quiere tener más éxito, debe aprender la verdad y saber lo que son las enfermedades. Usted no se puede curar a sí mismo u otras personas, sin tener un diagnóstico exacto que le dará una idea clara de las verdaderas condiciones. Esta verdad infalible sólo puede ser aprendida en el libro de la Naturaleza: es decir, mediante una prueba en su propio cuerpo—o el "espejo mágico", como lo he designado.

La víctima de cualquier clase de enfermedad—o cualquier persona, esté enferma o no—que se someta a este proceso curativo por ayuno y dieta amucosa, eliminará moco—demostrando así que la causa básica de toda enfermedad humana latente, es un sistema tisular congestionado por sustancias alimenticias inutilizables, indigestas y sin eliminar.

Con el "espejo mágico" se hace un verdadero e infalible diagnóstico de su enfermedad, como nunca antes.

"EL ESPEJO MÁGICO"

1. Es prueba de que su síntoma, llaga o sensación, de acuerdo a cómo su enfermedad es nombrada, no es nada más que una extraordinaria acumulación local de desechos.

2. La lengua saburral es evidencia de los impedimentos constitucionales a través de todo el sistema, que obstruyen y congestionan la circulación por medio de moco disuelto. Dicho moco puede incluso aparecer en la orina.

3. La presencia de heces sin evacuar, retenidas por moco pegajoso en los divertículos intestinales, envenena constantemente, y por lo tanto interfiere con la digestión y formación de sangre apropiada.

Para mirar dentro de su cuerpo—de manera más clara y mejor que los médicos con sus costosos aparatos de rayos X—, así como aprender la causa de sus enfermedades o bien descubrir la causa de alguna enfermedad física o mental hasta ahora desconocida, intente lo siguiente:

Ayune 1 o 2 días, o coma solamente frutas (como naranjas, manzanas o cualquier otra fruta jugosa en temporada) y notará que su lengua se recubre notablemente. Cuando esto le sucede al enfermo agudo, la conclusión del médico es siempre "indigestión". La lengua es el espejo no sólo del estómago, sino de todo el sistema de membranas. El hecho de que este notable recubrimiento regresa, aún si se remueve con un limpiador lingual una o 2 veces al día, es una indicación precisa de la cantidad de suciedad, moco y otros venenos acumulados en los tejidos de todo su sistema, ahora siendo eliminados de la superficie interior del estómago, intestinos y toda cavidad de su cuerpo.

Se convencerá más de este hecho—de este diagnóstico de su enfermedad—con la sorpresa que le espera si vacía sus intestinos antes y después de la prueba.

Durante el ayuno, usted realmente está en la mesa de operaciones de la naturaleza, ¡sin el uso de un bisturí! El proceso eliminativo de depuración comienza inmediatamente y el conocimiento contenido en estas lecciones brinda la información necesaria para asegurar los resultados deseados.

Después de haber ayunado, es aconsejable disminuir la cantidad de comida que acostumbraba—y sólo comer alimentos naturales, depuradores y amucosos (frutas y vegetales sin almidón), de este modo proporcionando al cuerpo una oportunidad para desprender y eliminar el moco, que de hecho es

EL PROCESO CURATIVO

Este "espejo" en la superficie de la lengua, revela al observador la cantidad de impedimentos que han estado congestionando el sistema desde la niñez—a través de alimentos equivocados, formadores de moco. Después de observar la orina durante su primera prueba, dejándose asentar por unas horas, notará las cantidades de moco eliminado con ésta.

Es casi increíble el monto actual de suciedad y residuo, que son la "misteriosa" causa de su "malestar".

Toda enfermedad es, primero, una constipación local en la circulación, los tejidos y sistema tubular y, por lo tanto, la manifestación de los síntomas o diferentes síntomas. Si es dolor o inflamación, es debido a la sobrepresión—calor o inflamación causada por la fricción y congestión.

Segundo: La enfermedad—toda enfermedad—es una constipación constitucional. El sistema tubular entero, especialmente los pequeños capilares microscópicos, está "crónicamente" constipado por los alimentos equivocados de la civilización.

Los glóbulos blancos sanguíneos son desecho—y no hay hombre o mujer en la civilización occidental que tenga la sangre y los vasos sanguíneos libres de moco. Es como el hollín de un tubo de estufa que jamás ha sido limpiado; prácticamente peor—porque el residuo de las proteínas y alimentos amiláceos es PEGAJOSO.

Las características de la estructura tisular, especialmente de los importantes órganos internos, como los pulmones, riñones, todas las glándulas, etc., son muy similares a aquellas de una esponja. ¡Imagínese una esponja empapada en engrudo o pegamento!

La Naturopatía debe limpiar su ciencia de las supersticiones médicas—mal llamadas "diagnósticos científicos". Solamente la Naturaleza es maestra en la ciencia estándar de la verdad. Ella cura mediante una cosa—EL AYUNO—toda enfermedad que sea posible curar. Esto es prueba de que la Naturaleza reconoce sólo una enfermedad, y que en todas las personas los factores más grandes siempre son los residuos, materia foránea y el moco (además del ácido úrico y otras toxinas, y muy a menudo pus, si los tejidos están descompuestos).

Para poder darse cuenta de cuán terriblemente obstruido está el cuerpo, uno debe haber observado a miles de ayunadores—como yo lo he hecho. El hecho casi inconcebible es: ¿Cómo pueden ser almacenadas tales cantidades de residuos en el cuerpo? ¿Se ha puesto a pensar, alguna vez, en la masa de flema que expulsa durante un resfriado? Y justo mientras eso sucede en su cabeza, sus tubos bronquiales, pulmones, estómago, riñones, vejiga, etc., tienen la misma apariencia. Todos se encuentran en la misma condición. Y el órgano esponjoso, conocido como la lengua, refleja con precisión en su superficie la apariencia de cualquier otra parte de su cuerpo.

La Medicina ha ideado una "ciencia especial" de las pruebas de laboratorio, diagnósticos urinarios y exámenes de sangre.

Hace más de 50 años, los pioneros de la Naturopatía decían: "Toda enfermedad es materia foránea—desecho". Yo dije hace 20 años, y lo repito una y otra vez, que la mayoría de estas materias foráneas son engrudo producido por alimentos equivocados, descompuestos—que serán vistos cuando abandonen el cuerpo en forma de moco. La carne se descompone en pus.

La luz de la verdad amaneció en mí después de haber ayunado contra la voluntad del naturópata con quien me hacía tratar la enfermedad de Bright. Cuando el tubo de ensayo se llenó de albúmina, leí en su expresión sus pensamientos. Pero para mí, probaba que cualquier cosa que la Naturaleza expulsa—elimina—es desecho; ya sea albúmina, azúcar, sales minerales o ácido úrico. Esto ocurrió hace más de 24 años, pero este doctor naturalista (un antiguo médico) aún cree en el reemplazo de la albúmina mediante alimentos ricos en proteínas.

Cuando la prueba química de orina del diagnóstico médico de la enfermedad de Bright, muestra un alto porcentaje de albúmina, es tan engañoso como cualquier otro. La eliminación de albúmina muestra que el cuerpo no la necesita, que está sobrealimentado—sobresaturado de materias de alto valor proteico. En vez de disminuir estos alimentos productores de veneno, los aumenta erróneamente—tratando de restituir la "pérdida"—hasta que el paciente muere. ¡Cuán trágico es restituir el desecho, mientras la Naturaleza está tratando de salvarlo al removerlo!

La siguiente prueba de laboratorio importante es la de azúcar en la orina—diabetes. El diccionario médico aún le sigue llamando "misteriosa". En vez de comer dulces naturales, los cuales se introducen a la sangre y pueden ser utilizados, el paciente diabético es alimentado con huevos, carne, tocino, etc., y prácticamente muere de hambre debido a la falta de alimentos naturales que produzcan o contengan azúcar, los cuales han sido restringidos.

Hace largo tiempo que ha sido demostrado que todos los análisis sanguíneos, especialmente la prueba de Wasserman, son una falsedad.

Nosotros, como naturópatas, no podemos ignorar la enseñanza de la Naturaleza en ningún sentido, aunque encontremos difícil descartar viejos errores incrustados en nosotros desde la niñez.[30]

Uno de los más engañosos errores es la nomenclatura individual de todas las enfermedades. El nombre de cualquier enfermedad no es importante y no es de ningún valor cuando se comienza una cura natural, especialmente mediante el ayuno y la dieta. Si toda enfermedad es causada por materias foráneas—que es lo más seguro—entonces sólo es necesario e importante recordar saber cuán grande es y qué tanto impedimento soporta el paciente—hasta qué punto y qué tan congestionado por materias foráneas está su sistema, cuánto ha disminuido su vitalidad (véase la Lección V), y en caso de cáncer o tuberculosis, ver si los tejidos están descompuestos (pus y gérmenes).

He tenido cientos de pacientes que me dijeron que cada médico consultado, dio un diagnóstico y nombre diferente a sus dolencias. Siempre los sorprendo diciendo: "Sé exactamente lo que le aflige—por medio del diagnóstico facial—y usted mismo lo verá en el 'espejo mágico', dentro de unos pocos días".

El diagnóstico experimental

Así como ya he dicho en el principio de esta lección, usted debe ayunar por 2 o 3 días.[31] La superficie de la lengua indicará claramente la apariencia del interior del cuerpo y el aliento del paciente probará el monto y grado de descomposición. ¡Hasta es posible deducir el tipo de sus alimentos preferidos!

Si experimenta dolor en cualquier lugar, durante el comienzo del ayuno, puede estar seguro de que este es un punto débil—y que el síntoma no está suficientemente desarrollado como para que los médicos lo puedan revelar mediante su examinación.

El residuo se mostrará como nubes de moco y el moco será expulsado de la nariz, garganta y los pulmones, así como en las heces. Cuanto más débil y miserable se encuentre el paciente durante el ayuno, mayor es su grado de obstrucción y más debilitada está su vitalidad.

Este diagnóstico experimental le dice exactamente cuál es su molestia y cómo corregirla con una dieta de transición moderada—o una más radical—y si debe continuar o descontinuar el ayuno.

Este experimento es el fundamento—la base del desarrollo de la ciencia de la cura naturista, física, química, etc. Es la pregunta hecha a la Naturaleza y ella responde con la misma respuesta infalible, siempre y en todo lugar.

Si un paciente se vuelve nervioso u ocurren síntomas de problemas cardíacos, puede estar seguro que tiene drogas almacenadas en su cuerpo. Un tísico comienza con tan terrible eliminación después de un corto ayuno, que debe ser claro para todos cuán ignorante e imposible es tratar de curarlo con "alimentos altamente nutritivos" como la leche y los huevos.

La explicación anterior es el diagnóstico experimental y el único científico. No puede asegurar una visión interior mejor que la que le brinda este simple método. Ningún aparato costoso puede mostrarle con mayor precisión las exactas condiciones en que se encuentra el interior del cuerpo. Las otras examinaciones incluyendo la iridiología, el diagnóstico espinal, etc., nunca son exactas y, por lo tanto, no son confiables.

Los espejos de la Naturaleza, sus revelaciones, sus demostraciones y sus fenómenos son "mágicos" siempre y cuando carezca de la correcta interpretación de los mismos. La Naturaleza le muestra y revela todo claramente—de manera mucho más exacta, perfecta y mejor que todas las "ciencias de diagnóstico" juntas.

El pronóstico de la enfermedad

Y ahora hemos llegado al pronóstico de la enfermedad. Escuchamos acerca de la enfermedad "latente". Todos, sin importar el grado de "buena salud" que gocen, tienen una enfermedad latente—y la Naturaleza sólo espera la oportunidad para eliminar el residuo almacenado desde la niñez en adelante.

Todo el mundo sabe, pero no comprende, que una "conmoción" severa, como un resfriado—o "influenza", sobre todo el cuerpo—comienza como una eliminación, pero, por desgracia, la Naturaleza está en desventaja en su intento de limpiar la casa, debido al consejo médico de continuar comiendo, usar drogas, etc., obstruyendo la eliminación y produciendo enfermedades agudas y crónicas.

Toda persona, incluso los no enfermos—especialmente en la edad crítica, entre los 30 y 40 años—debe ayunar por unos pocos días y aprender por medio del "espejo mágico" el alcance de su enfermedad latente y dónde está localizado su punto débil—así como el nombre de dicha enfermedad y el lugar donde aparecerá. Es esto el pronóstico de la enfermedad, y si las compañías de seguros creyeran en él, podrían presentar un método verdadero y seguro para determinar los "riesgos".

Ayunar hasta que la lengua esté limpia es peligroso.[32] ¿Quién puede explicar por qué se limpia la lengua después de romper un ayuno? Y, ¿por qué el "espejo mágico" muestra más residuo si se vive de frutas y dieta amucosa después de romper un ayuno? Este , hasta hoy, el inexplicado misterio del "espejo mágico". Y la simple explicación es que la eliminación se detiene por un momento con la ingesta de alimentos equivocados, dando como resultado que se sienta pasajeramente mejor con los alimentos equivocados en vez de las frutas. Y durante este período, hasta el "espejo mágico" conduce aparentemente a la errónea conclusión de que el cuerpo está limpio. Un regreso a los alimentos naturales pronto demuestra lo contrario.[33]

La persona ordinaria requerirá de 1 a 3 años de ayunos sistemáticos continuos y una dieta depuradora natural, antes de que su cuerpo se limpie completamente de "materias foráneas".[34] Ahora puede ver cómo el cuerpo está eliminando desecho constantemente, por medio de toda la superficie exterior del cuerpo, de cada poro de la piel, el canal urinario y el colon, de los ojos y los oídos, así como de la nariz y la garganta. También puede ver cómo el moco tanto húmedo como seco (caspa, por ejemplo), está siendo expulsado. Todas las enfermedades son, por lo tanto, inmensas cantidades de residuo "crónicamente" almacenado y a través de esta eliminación artificial de "enfermedad crónica", estará de acuerdo conmigo y se dará cuenta de que no exagero cuando afirmo:

El diagnóstico de su enfermedad y el de todas las enfermedades de la humanidad, físicas y mentales, desde el comienzo de la civilización, prueba que todas tienen la misma causa fundamental—cualesquiera que sean los síntomas. Es esto, sin excepción, una condición general y universal—una unidad de toda enfermedad, materias foráneas, el moco y sus venenos.

"Impureza interna" es una expresión demasiado moderada para la constipación crónica. Desecho—suciedad—moco—hedor (olor ofensivo) o "desecho invisible" son las verdaderas descripciones.

[30] Anteriormente en el texto, Ehret critica la Naturopatía sugiriendo que "la Naturopatía no explica suficientemente el origen, la naturaleza y la composición de las 'materias foráneas' como la unión fundamental de toda enfermedad" (véase Conceptos naturopáticos). Sin embargo, Ehret se identifica a sí mismo como un naturópata. Fundamentalmente, contribuye a una perspectiva muy necesaria para la disciplina. Los métodos de Ehret pueden ser vistos como "verdadera Naturopatía".

[31] Los líquidos deben ser utilizados en la mayoría de los casos, durante el ayuno. Para obtener instrucciones sobre cómo ayunar con seguridad y eficacia, véase las Lecciones del ayuno, de la parte 1 a la 4.

[32] No sólo es peligroso ayunar hasta que la lengua se libre de todo moco, sino que puede ser imposible al comienzo de su transición, dependiendo de la cantidad de su suciedad interna.

[33] El "espejo mágico" puede ser una herramienta muy útil y esclarecedora para comprender y utilizar. Sin embargo, es importante aplicarla en su perspectiva adecuada y no obsesionarse con ella. Como dice Ehret, su meta no debería ser tratar de eliminar todo el moco de su lengua a la vez mediante el ayuno. Toma años, quizá décadas, para limpiar su cuerpo al punto que su lengua deje de secretar exceso de mucosidad. No obstante, el "espejo mágico" puede recordarnos que nuestro cuerpo es un organismo entero y no simplemente una colección de partes sin relación. En la sociedad occidental, hemos sido condicionados a considerar el cuerpo como un montón de partes individuales. Los huesos, órganos, vasos, etc., pueden llegar a ser divididos en nuestra conciencia. Por otro lado, el moco que es secretado por su lengua es el mismo que está siendo secretado por las paredes de su estómago, intestinos y colon. Todo su tracto digestivo puede ser visto como un largo tubo continuo, que se extiende de su boca hasta su colon.

Muchas personas se preguntan por qué terminan con la boca llena de moco después de comer fruta. Esto causa que muchos erróneamente crean que la fruta es la causa del moco. Ahora usted puede entender que las propiedades astringentes de la fruta están tirando de la membrana mucosa, causando la liberación del exceso de mucosidad. Si su cuerpo está cargado con residuos, entonces la liberación del moco por este medio es necesaria; sin embargo, a medida que su cuerpo se deshace del moco, esta eliminación ocurre cada vez menos.

[34] Muchos practicantes de la dieta amucosa se preguntan cuánto tiempo les tomará en depurar el cuerpo. Ehret dice: "Para la persona ordinaria, requerirá de 1 a 3 años de ayunos sistemáticos continuos y una dieta depurativa natural, antes de que su cuerpo se limpie completamente de 'materias foráneas'". Sin embargo, esta declaración es a menudo malinterpretada en el sentido de que sólo se tomará de 1 a 3 años para alcanzar los niveles más elevados del estilo de vida amucoso. En realidad, la transición de 1 a 3 años es sólo el comienzo del proceso. Si usted ha seguido el programa, durante los primeros años habrá eliminado de sus intestinos las libras de materia fecal excesiva y comenzado a depurar a nivel celular. Pero, a partir de las experiencias de muchos practicantes a largo plazo de la dieta amucosa, toma décadas en depurar el cuerpo y alcanzar los niveles más altos. No obstante, esto no lo debería disuadir, ya que yo sugiero que usted no se preocupe con "cuánto tiempo" tardará la dieta. El tiempo es relativo para cada persona y no producimos nuestras dolencias físicas de la noche a la mañana. Debemos hacer compensación por el pasado, y esto tomará tiempo. ¡La clave es continuar la transición!

La fórmula de la vida

Lección V

El secreto de la vitalidad

V = P - O (V igual P menos O) es la fórmula de la vida—y al mismo tiempo, puede considerarse como la fórmula de la muerte.

"V" representa la VITALIDAD.

"P", o llámela "X", es la incógnita en esta cuestión, es el PODER que impulsa la maquinaria humana, lo que le mantiene vivo, lo que le da fuerza y eficiencia—¡resistencia para ayunar durante una cantidad de tiempo aún desconocida!

"O" significa OBSTRUCCIÓN, impedimento, materia foránea, toxinas, moco, en pocas palabras, todas las impurezas internas que obstruyen la circulación, especialmente la función de los órganos internos y el motor humano, en todo su sistema funcional.

Por lo tanto, se puede ver por medio de esta ecuación, que en cuanto "O" llega a ser mayor que "P", la máquina debe parar.

El ingeniero puede calcular exactamente "E = P – F", lo que significa que la cantidad de energía o eficiencia "E", que obtiene de un motor, no es igual al poder "P", sin haber antes deducido "F", la fricción.

La idea ingeniosa de construir el motor perfecto se fundamenta en la creencia de que éste debe funcionar con el mínimo de fricción. Si transferimos esta idea al motor humano, observamos que involucra la terrible ignorancia de la fisiología médica, y también que la Naturopatía encontró la verdadera manera de curación, removiendo y eliminando obstrucciones—es decir, materias foráneas de impedimentos, moco y sus toxinas.

Sin embargo, no se ha definido qué es exactamente la vitalidad y cuán tremenda puede llegar a ser; no se ha demostrado, hasta el momento, qué es un estado de salud más elevado y superior. Le enseñaré, en las siguientes lecciones, una NUEVA FISIOLOGÍA basada en la corrección de los errores médicos acerca de la circulación sanguínea, la composición de la sangre, su formación y el metabolismo. Para este propósito es necesario que aprenda primero lo que es la vitalidad, lo que realmente es la vida animal.

Generalmente se admite que el secreto de la vitalidad, el secreto de la vida animal, es desconocido para la ciencia. Se sorprenderá cuando se muestre la verdad a través de una iluminación simple y natural, y deberá admitir que esa es LA VERDAD. Siempre recuerde este hecho: "Todo lo que no puede ser visto—concebido a la vez—, por medio de simple razonamiento, ¡es PATRAÑA y no ciencia!".

Antes de otras consideraciones fisiológicas, el motor humano debe ser visto como un motor a gas de aire, construido en su totalidad—exceptuando los huesos—de *un material parecido a la goma, muy elástico y esponjoso, llamado carne y tejidos.*

El siguiente hecho es que su función es aquella de un sistema de bombeo por presión de aire y con una circulación interna de líquidos tales como la sangre y otras savias; que los pulmones son la bomba y el corazón es la válvula—y no lo opuesto—¡como ha sido erróneamente enseñado por la fisiología durante los últimos 400 años!

Un hecho más amplio—uno que ha sido pasado casi completamente por alto—es la contrapresión automática de la atmósfera exterior, siendo más de 14 libras por pulgada cuadrada. Después de cada espiración, se produce un vacío en la cavidad pulmonar. En otras palabras, el organismo animal del cuerpo humano funciona en su totalidad mediante la inhalación de aire a presión, expeliendo aire químicamente transformado y a contrapresión de la atmósfera exterior en los vacíos del cuerpo. Esto es la vitalidad, la vida animal en su más simple manifestación e importancia. *Esto es "P" (poder),* que lo mantiene vivo; y sin aire usted no puede vivir cinco minutos.

Pero el hecho invisible—llámelo el secreto—es que trabaja simple y automáticamente mediante la contrapresión atmosférica, la cual sólo es posible porque el "motor" consiste de un material esponjoso y elástico, con un vital poder de tensión y con capacidad de vibración, expansión y contracción. Estos dos hechos eran los desconocidos secretos concernientes al funcionamiento automático de "P" como fenómeno de la vitalidad. El químico Hensel[35] ha probado a través de fórmulas químico-fisiológicas, que esta particular elasticidad vital de los tejidos, es debida a la combinación del calcio y el azúcar.

El significado de la palabra en latín "spira" es primero aire y después espíritu. "El aliento de Dios" es prácticamente, en primer lugar, ¡buen aire fresco![36] Se ha dicho que el respirar es vida, y es cierto que usted desarrolla la vitalidad—salud—mediante ejercicios físicos y respiratorios. También es cierto que puede remover "O" (obstrucción) por aire a alta presión y contrapresión. Es verdad que puede remover y eliminar obstrucciones de materia foránea por medio de vibraciones locales y constitucionales, consistiendo de todo tipo de tratamientos físicos. Es cierto que puede eliminar las obstrucciones y materias enfermizas, aliviando así cualquier clase de enfermedad, al brindar más "gas de aire" y vibrando los tejidos mediante la aceleración artificial de la circulación. Usted aumenta artificialmente "P" (poder), por un cierto tiempo, pero disminuye la capacidad vital del funcionamiento de contrapresión, debilitando así la elasticidad de los tejidos. En otras palabras, usted aumenta "P" pero no "V"; por el contrario, esto se hace y se puede hacer sólo a expensas de "V". Usted sabe por experiencia lo que le sucede a una goma que se mantiene continuamente estirada o extendida, pierde su elasticidad.

Usted alivia enfermedades, pero lentamente disminuye la vitalidad, particularmente la de aquellos importantes órganos especialmente elásticos y esponjosos, como el pulmón, hígado, riñón, etc. Usted alivia las enfermedades, pero no las cura perfectamente.

Disminuye la vitalidad, sólo mientras desprenda, remueva y elimine las obstrucciones exclusivamente por medios políticos (agentes) y sólo mientras no detenga el suministro—la ingesta de desecho, de obstrucción—de los alimentos equivocados y formadores de moco; es decir, alimentos antinaturales y enfermizos.

¿Intentaría alguien limpiar un motor por medio de alta velocidad y agitación contínua? ¡No! Primero purgaría con un líquido disolvente, luego cambiaría el combustible; si se trata de un motor a vapor, las obstrucciones de residuo son causadas en parte por la combustión.

Esto involucra el problema de la dietética, el cual culmina en la solución a las siguientes preguntas a través de su historia: ¿CUÁLES SON LOS MEJORES ALIMENTOS? Es decir, ¿qué alimentos dan la mayor energía, resistencia, salud y aumento de la vitalidad?, o ¿qué alimentos son la causa básica de las condiciones de enfermedad y el envejecimiento? ¿Son la esencia de la vida, de la vitalidad, los ejercicios respiratorios, la actividad—una mente perfecta o un alimento correcto?

Mi fórmula, la ecuación mostrada en el título, brinda la esclarecedora respuesta y resuelve el problema en la totalidad del misterio. Primero disminuya "O", reduciendo las cantidades de toda clase de alimentos o incluso de todo alimento (ayuno), si las condiciones lo indican. Segundo, pare—o por lo menos disminuya—por todos los medios, los alimentos formadores de moco y aumente los alimentos disolventes, removedores de obstrucción, y así aumentará "P", resultando en un funcionamiento menos obstruido de "P", de la presión del aire, de la infinita e inagotable fuente de poder. En otras palabras, el problema de la vitalidad y el funcionamiento de toda vida animal consiste en una perfecta circulación, sin obstrucción, de la presión aérea, así como de la elasticidad de los tejidos por medio del alimento adecuado como la contrapresión necesaria para el funcionamiento de la vida.

"P" es infinito, ilimitado y prácticamente el mismo en todas partes y continuamente el mismo en todo mundo, pero su actividad se ralentiza en el tempo (velocidad) a medida que se acumulan las obstrucciones, a medida que se come en exceso y equivocadamente, disminuyendo así la contrapresión automática de los tejidos.

Ahora puede ver que la vitalidad no depende inmediata, directa y primariamente del alimento o de la dieta correcta. Si come mucho, aunque sea de los mejores alimentos, especialmente con un cuerpo cargado de residuos y venenos, les es imposible entrar al torrente sanguíneo en un estado puro y llegar a ser sustancias vitales que "brinden eficiencia". Son mezcladas, envenenadas con moco y sus autotoxinas, y en realidad disminuyen la vitalidad—aumentan "O" en lugar de "P". Ahora puede ver y darse cuenta a fondo que es inútil calcular los valores alimenticios con la intención de aumentar "P" o "V", mientras el cuerpo esté repleto de "O".

Este problema es resuelto por mi sistema, consistente en menores ayunos periódicos, alternados con menús depurativos, co-mucosos y no nutritivos. No hacerlo equivocadamente con la errónea idea de que "V" se aumenta directamente en una persona enferma al alimentarla de alimentos limpios. Remueva "O" mediante menús inteligentes, prescritos personalmente. "P" aumenta automáticamente después de un ayuno mediante su funcionamiento sin obstrucción. ¡Ahora puede darse cuenta cuán equivocado e insuficiente es que la gente crea que de lo único que trata la "dieta amucosa" es conocer los alimentos adecuados!

He aquí la causa del fracaso de tantas curas por "ayunos", "dietas de frutas" , etc. EL INEXPERTO LEGO LLEGA SIEMPRE AL PUNTO MUERTO. En otras palabras, remueve "O" demasiado rápido y mucho a la vez, sintiéndose "bien" por un tiempo. El proceso disolvente se acentúa—"O" aumenta—, sintiendo una terrible debilidad, por lo que regresa a una dieta equivocada y, por lo tanto, ésta detiene la eliminación de más obstrucciones, sintiéndose bien de nuevo—y culpa al alimento por su debilidad, considerando al alimento equivocado como el alimento de vital eficiencia. Pierde la fe y con toda sinceridad le dice: "Ya lo he intentado, pero está equivocado". Culpa al sistema, totalmente ignorante al respecto, cuando sólo él es culpable. Esta es la piedra de tropiezo incluso para otros expertos dietistas y naturópatas experimentando con la dietética. La lección 7 divulgará este secreto.

Muchos han tenido más experiencias, pero pocos piensan, como yo, ¡que la vitalidad, energía y fuerza no se derivan del alimento! Ellos creen que se adquiere mediante el sueño, etc. Lo que yo sé y he aprendido a través de años de experimentación, así como lo que en realidad he demostrado, puede ser encontrado en mi libro, *Ayuno racional*, pero brevemente declarado, es ésto:

PRIMERO—La vitalidad no depende primariamente ni directamente del alimento, sino de hasta qué punto y qué tanto está obstruido el funcionamiento del motor humano—"frenada" por obstrucciones de moco y toxinas.

SEGUNDO—Remover "O" por el aumento artificial de "P", agitando y vibrando los tejidos por medio de tratamientos físicos, se consigue a expensas de "V", vitalidad.

TERCERO—La energía vital, la eficiencia física y mental, la resistencia, la salud superior por "P", aire y agua solamente, es tremenda, más allá de la imaginación—tan pronto como "P" trabaja y puede trabajar sin "O", en un cuerpo perfectamente limpio.

CUARTO—El límite hasta el cual se puede prescindir sin alimento, y antes de que el alimento sólido sea necesario, bajo condiciones ideales, es todavía desconocido.

QUINTO—La composición de "P" además del aire, oxígeno y una cierta cantidad de vapor de agua, aumenta—pero sólo en un cuerpo limpio—por los siguientes agentes del infinito:

ELECTRICIDAD,

OZONO,

LUZ (especialmente luz solar) y

AROMA (buenos aromas de frutas y flores)

Adicionalmente, no es imposible que bajo tales condiciones limpias y naturales, el nitrógeno del aire pueda ser asimilado.

En la siguiente lección, le enseñaré una NUEVA, pero VERDADERA FISIOLOGÍA del CUERPO, la cual es necesaria para comprender cómo y por qué el *SISTEMA CURATIVO POR DIETA AMUCOSA* funciona con completa perfección, y para este propósito fue necesario alzar primeramente el velo del secreto, del MISTERIO DE LA VITALIDAD.[37]

[35] El Dr. Julius Hensel (1844-1903) fue un pionero agricultor, químico y autor de *Bread from Stones and Life: Its Foundations and the Means for its Preservation; A Physical Explanation for the Practical Application of Agriculture, Forestry, Nutrition, the Functions of Life, Health and Disease and General Welfare*, el último es citado por Ehret en la lección VIII del Sistema curativo por dieta amucosa.

[36] La palabra "espíritu" proviene de mediados del siglo XIII. Su primer significado es "principio animador o vital en el hombre y los animales". Del francés antiguo, espirit, y del latín, spiritus, que significa "alma, coraje, vigor, respiro", relacionado a spirare o spira, que significa "respirar".

[37] Ehret ofrece la ecuación Vitalidad = Poder – Obstrucción como una elocuente solución a la paradoja dietética y fisiológica más perjudicial en la historia: la creencia de que nuestro cuerpo necesita consumir los supuestos materiales "nutritivos" que fundamentalmente promueven su muerte. Él critica muchas teorías comúnmente aceptadas del metabolismo, las proteínas y la nutrición, y ofrece nuevas explicaciones fisiológicas derivadas de su experimentación con su teoría del moco. Los hallazgos de Ehret sugieren que nuestro cuerpo no necesita ingerir sustancias enfermizas para poder vivir y que los alimentos formadores de moco y pus son los mayores proponentes de la enfermedad humana. Por lo tanto, el derecho humano más fundamental es que no necesitamos consumir alimentos nocivos, formadores de moco. Es decir, no necesitamos consumir aquello que es innecesario y perjudicial para la vida humana. En lugar de estar obsesionados con comer *nutritivamente*, Ehret afirma que nuestra atención debe centrarse en el aspecto más fundamental de la vida humana, siendo la respiración y la eliminación natural de residuos internos.

¿Qué se entiende por V = P – O (Vitalidad = Poder – Obstrucción)? Es una ecuación ideada por Ehret, que él llama la "fórmula de la vida". La proposición de Ehret es que el cuerpo humano es *un motor de movimiento perpetuo a gas de aire*, que es alimentado exclusivamente por oxígeno y que el cuerpo cesa de funcionar cuando se obstruye por desechos. Él afirma que los alimentos formadores de moco crean obstrucción en el cuerpo humano, y que una dieta consistente en frutas y vegetales de hoja verde, libres de grasa y almidón, es la única dieta que no deja atrás residuos obstructivos en el cuerpo y ayudará al cuerpo en el proceso de curación natural. Si estas obstrucciones ácidas no son capaces de ser eliminadas del cuerpo, el deterioro de los órganos internos se vuelve casi inevitable.

Si usted fuese a poner arena en el tanque de gasolina de su automóvil, ¿hasta qué punto cree que llegaría su automóvil? Si el motor de su automóvil está apelmazado con mugre, debido a que usted no ha cambiado su aceite en años, ¿qué tan bien funciona el automóvil? Lo más probable es que funcionaría mucho mejor si se utilizara gasolina en vez de arena y que la mugre (obstrucción) fuera eliminada con un buen cambio de aceite. Si se ignoran las leyes básicas, la obstrucción en el motor se hace demasiado grande, parando así su funcionamiento y, finalmente, se detiene (muere). El motor de su cuerpo actúa de la misma manera. Su cuerpo es un motor a gas de aire, que nunca fue diseñado para ingerir alimentos formadores de moco. Con el tiempo, estos alimentos crean tanta obstrucción, que su cuerpo es incapaz de recibir suficientes cantidades de oxígeno en el torrente sanguíneo; entonces a esta obstrucción se le denomina algún nombre como ataque al corazón, ataque cerebral, alto colesterol, etc.

Para describir este principio básico, Ehret creó la ecuación Vitalidad = Poder – Obstrucción, es decir, V = P – O. Tan pronto como la Obstrucción (O) se vuelve mayor que el poder del cuerpo (P) derivado de la respiración, el cuerpo llega a un punto muerto.

A muchas personas les toma una gran cantidad de tiempo para verdaderamente comprender Vitalidad = Poder – Obstrucción. Es muy sencillo, como también elegante y profundo. La gente suele preguntar la diferencia entre "vitalidad" y "poder". Más específicamente, cómo debe definirse el "poder". Energía/vitalidad es la habilidad de trabajar, es decir, entre más energía tenga un dispositivo, más trabajo puede hacer. La energía no puede ser creada o destruida, sólo cambiada o desviada. Poder es la cantidad de trabajo que se puede realizar dentro de una unidad de tiempo en particular. La obstrucción es la fricción que impide que este trabajo funcione apropiadamente, impactando así negativamente la energía/vitalidad. En suma, la energía/vitalidad es lo que se transfiere, y el poder es el ritmo en el que se entrega.

En la Física, el poder es el ritmo en el cual la energía se transfiere, utiliza o transforma. En esta ecuación, la vitalidad puede ser comparada a la energía y la obstrucción a la fricción, es decir, Energía = Poder – Fricción. Desde la perspectiva de Ehret, el poder es la constante desconocida y el ritmo de su transferencia se basa en la cantidad de fricción ofrecida por un medio de obstrucción. Esencialmente, Vitalidad = Poder, sugeriría que el cuerpo humano es una máquina de movimiento perpetuo a gas de aire, que continúa indefinidamente sin ninguna fuente externa de energía o cambio. En otras palabras, el movimiento de una máquina hipotética que, una vez activada, marcharía indefinidamente a menos sometida a una fuerza externa o al desgaste.

La nueva fisiología

Lección VI

Como ya sabe qué es la vitalidad y cuán simplemente funciona la vida animal, automáticamente por la presión y contrapresión del aire (en los peces, etc., actúa de la misma manera, por agua en vez de aire), puede darse cuenta que la fisiología médica, la ciencia del funcionamiento animal, está fundamentalmente equivocada en los siguientes errores, que deben ser corregidos por una nueva fisiología:

1. La teoría de la circulación sanguínea.
2. El metabolismo del cambio de materia.
3. Alimentos ricos en proteínas.
4. Composición sanguínea.
5. Formación de la sangre.

El error de la circulación sanguínea

La fisiología médica, fisiología patológica, continúa encontrando enfermedades, es decir, la causa de la enfermedad con el microscopio, y la teoría del germen está ahora "de moda". Ellos nunca encontrarán la verdad y jamás comprenderán qué es la enfermedad, mientras sigan teniendo una concepción fundamentalmente equivocada de la circulación sanguínea.

Como ya he explicado, se ha ignorado el hecho de que los pulmones son el órgano motor de la circulación y que la sangre circulante guía al corazón—al igual que la válvula reguladora de un motor. Que el torrente sanguíneo guía al corazón *y no lo opuesto,* puede ser visto en los dos siguientes hechos:

1. Tan pronto como usted aumenta la presión del aire al incrementar su respiración, acelera la circulación, así como los latidos cardíacos.

2. Tan pronto como introduce un veneno estimulante a la circulación—alcohol, por ejemplo—, usted *acelera* la velocidad del corazón. Tan pronto como toma un veneno paralizante de nervios y "banda muscular"—digitalina, por ejemplo—, usted *disminuye* la velocidad del corazón. La profesión médica tiene este exacto conocimiento, pero a despecho del mismo, llegan a la conclusión equivocada de que un misterioso poder actúa en la musculatura cardíaca, dirigiendo la circulación sanguínea.

Prominentes ingenieros entre mis pacientes, estuvieron de acuerdo con mi concepto después de aprender esta nueva fisiología, diciendo que el corazón sería un modelo de válvula para cualquier tipo de motor.

¿Cómo puede ser lógicamente probado que el corazón controla la circulación, si con la circulación sanguínea se puede controlar el corazón?

Aumentando la presión del aire, al escalar una montaña o corriendo, aumenta la acción cardíaca, ya que la velocidad de la válvula, como en una máquina, depende de la presión.

Hace treinta años, un experto suizo en fisiología, aunque lego, demostró evidentemente con experimentos en animales que no existe una circulación como lo enseña la fisiología y como la originó el profesor William Harvey[38] en Londres, hace 400 años. Por supuesto que la Medicina no le prestó atención alguna a sus demostraciones. ¿Cómo puede una "ciencia" ser errónea?

Metabolismo

El metabolismo o la "ciencia del cambio de materia", es la doctrina más absurda y peligrosa jamás impuesta en la humanidad. Es el padre de la errónea teoría de la albúmina,[39] la cual aniquilará a toda la civilización occidental si su seguimiento no se detiene. Lo matará a usted también, algún día, si no acepta la verdad de que la continua reposición de albúmina es *innecesaria* y que usted no puede ganar vitalidad, salud y eficiencia por medio de las proteínas, mientras su "motor" humano trabaje *contra* las obstrucciones, que son en realidad la causa de muerte en toda la civilización occidental.

La errónea idea de que las células del cuerpo son constantemente gastadas por el proceso vital en su sustancia proteica esencial, y que deben ser continuamente reemplazadas por medio de los alimentos ricos en proteínas, puede ser y está evidentemente refutada por mis investigaciones, experimentos y observaciones en cientos de ayunadores. Los hechos son los siguientes, y verá una vez más que todo es justo como yo lo enseño y lo he experimentado. Lo que la Medicina llama y ve como metabolismo, es la eliminación de residuos por el cuerpo, tan pronto como el estómago está vacío. La Medicina realmente cree que usted vive de su propia carne mientras ayuna. Incluso el Dr. Kellogg[40] creía que el vegetariano se vuelve un comedor de carne cuando ayuna, y la Naturopatía ha tomado, en principio, más o menos estos errores médicos.[41] Uno cree que el motor humano no puede marchar un minuto sin alimento sólido, proteína y grasa, y llega a la equivocada conclusión de que el hombre muere de inanición tan pronto como su grasa y proteína han sido usadas durante un ayuno.[42] Yo he encontrado y tengo lo siguiente para declarar:

La gente delgada puede ayunar más fácil y por más tiempo que la gruesa. El fakir hindú, que consiste de piel y huesos, el tipo más delgado de la existencia, puede ayunar el mayor tiempo y sin sufrimiento.[43] ¿Dónde hay algún "desgaste del cuerpo" en este caso? Encontré, además, que cuanto más limpio de residuos (moco) está el cuerpo, se puede ayunar más fácil y por más tiempo. Por lo tanto, un ayuno tiene que ser precedido por una dieta depurativa y laxante. Mi récord mundial de ayuno supervisado fue de 49 días. Pudo realizarse en condiciones sólo logradas después de seguir una estricta dieta amucosa durante un largo período previo. En otros términos, pude soportar este largo ayuno, y usted puede soportar un ayuno mucho más fácil y largo, cuanto menos grasa tenga—la cual es en parte carne descompuesta y aguada—, y cuanto más libre esté el cuerpo de moco y veneno, que son eliminados tan pronto como se deja de comer por completo o parcialmente. ¡El cuerpo humano no expulsa, quema ni consume ni una sola célula que esté en condición vital! Cuanto más limpio—libre de obstrucciones y residuos—esté el cuerpo, más fácil y largo podrá ser el ayuno, ¡con agua y aire solamente! ¡El límite en donde realmente comienza la inanición es todavía desconocido! La Iglesia Católica afirma tener pruebas de santos que ayunaron por décadas. Pero el error médico ha crecido hasta el punto de enseñar sobre el metabolismo, alegando que usted debe reponer las células (las cuales, como claramente puede ver, no son usadas) con alimento rico en proteínas de un cadáver, *carne parcialmente descompuesta,* ¡y que se ha sometido al proceso más destructivo de la cocción! El hecho es que acumula en su sistema, bajo la forma de moco y venenos, una mayor o menor cantidad de residuos que va formando lentamente el fundamento de su enfermedad y la causa definitiva de su muerte. Es evidente que la imaginación humana es insuficiente para concebir la tremenda idiotez de esta doctrina y sus consecuencias, ¡sin pensar que sus enseñanzas en realidad matarán al individuo y a la humanidad!

La Medicina—y el hombre promedio, por supuesto—cree también que desarrolla carne e incrementa la "buena salud", aumentando diariamente de peso mediante el "buen comer". Si el colon de una supuesta persona "saludable" es depurado de sus heces acumuladas—aunque efectúe deposiciones regulares, pierde en una sola vez de cinco a 10 libras de peso llamado "salud".

¡El peso de las heces, calculado por los médicos como salud! ¿Puede imaginar algo más erróneo, más equivocado, más absurdo y, al mismo tiempo, más peligroso para su salud y su vida?

Esto es la "ciencia" médica del metabolismo.

---

[38] William Harvey (1578-1657) fue un médico y profesor inglés, destacado por ser el primero en describir por completo la circulación sistemática y las

propiedades de la sangre humana a detalle. Sin embargo, los escritores anteriores ya habían proporcionado los precursores de la teoría.

[39] La *teoría de la albúmina* o la *teoría metabólica de la albúmina nitrogenada*, propone que los seres humanos deben consumir alimentos formadores de moco, ricos en proteínas y pus, para proporcionar combustible y poder reconstruir y mantener el cuerpo.

[40] John Harvey Kellogg (1852–1943) fue un médico estadounidense en Battle Creek, Michigan, quien dirigió un sanatorio utilizando métodos holísticos con un enfoque particular en la dieta, enemas y el ejercicio. Kellog fue un partidario del vegetarianismo y es mejor conocido por la invención de los cereales para el desayuno, de hojuelas de maíz, junto con su hermano, Will Keith Kellog.

[41] El término "vegetariano" se refiere a una variedad de modalidades dietéticas, que incluyen el consumo de alimentos de origen vegetal (frutas y verduras) y ciertos alimentos formadores de moco (almidones o granos y grasas). Algunos vegetarianos también pueden optar por incluir alimentos formadores de pus, como los productos lácteos, huevos o pescado.

[42] El "principio aditivo" es un término utilizado por los practicantes de hoy en día del *Sistema curativo por dieta amucosa*, para referirse a la creencia de que los seres humanos necesitan consumir, acumular y usar distintas formas de materias externas para poder existir. Las teorías modernas de la nutrición y el metabolismo emergen de un concepto aditivo, por lo que se cree que para poder vivir, el cuerpo humano debe tomar y metabolizar diversos elementos no obtenidos por el proceso de la respiración. Ehret rechaza el fundamento del principio aditivo y propone su "fórmula de la vida" (Vitalidad = Poder – Obstrucción) , que afirma que la vida humana existe como resultado de la no acumulación y la eliminación de materia innecesaria. Por lo tanto, se enfatiza el uso del alimento para ayudar al cuerpo a "eliminar" desecho, en vez de obtener "nutrición".

[43] Un "fakir" es un mendigo asceta o una persona santa, especialmente uno que realiza hazañas de resistencia, rechaza los placeres mundanos y vive únicamente de limosnas.

La nueva fisiología—Parte 2

Lección VII

Alimentos ricos en proteínas

Cuando el movimiento de la Naturopatía y una dieta sin carne comenzó en el siglo XIX, los médicos científicos se empeñaban en probar mediante cálculos matemáticos que la eficiencia física y mental debe mantenerse por una reposición diaria de proteína, con cierta cantidad para el ser humano promedio. Es decir, se hizo moda, una manía, sugerir y hacer exactamente lo opuesto a las leyes naturales cada vez que una persona se sentía débil, se cansaba rápidamente o se encontraba exhausta, enferma en cualquier sentido.[44]

Ahora conoce, por la lección V, la fuente de la vitalidad y eficiencia. También sabe que la fuerza de un cuerpo enfermo puede aumentar cuando se detiene el consumo de alimentos, especialmente las proteínas.

Los alimentos ricos en proteínas actúan como estimulantes por un cierto tiempo, ya que se descomponen en veneno una vez dentro del cuerpo humano. Es un hecho reconocido que cualquier clase de sustancia animal se vuelve altamente venenosa tan pronto como entra en oxidación por el aire, especialmente a una alta temperatura, tal como la que existe en el cuerpo humano.

Los doctos han ido muy lejos para probar que los humanos pertenecen biológicamente a una clase de animales carnívoros, mientras que la teoría descendente prueba que pertenece a la familia de los primates, que son exclusivamente frugívoros. Puede ver cuán ridícula y contradictoria es la supuesta "ciencia".

El hecho y la verdad fundamental del por qué un adulto no necesita tanta cantidad de proteínas como alega la vieja fisiología, se muestra en la combinación de la leche materna, la cual no contiene más de dos y medio a tres por ciento de proteínas, y la naturaleza crea con esto el fundamento de un nuevo cuerpo.

Pero el error va más lejos en su esfuerzo por reemplazar algo que no se destruye, no se agota, no se "consume" en absoluto—como usted aprendió en los capítulos previos sobre el error médico del metabolismo. La Fisiología tiene una concepción principalmente equivocada del cambio de la materia, debido a que estos "expertos", los fundadores de tal ciencia, carecían de todo conocimiento en Química y especialmente la Química Orgánica. La vida está basada en la transformación química fisiológica, pero nunca en la absurda idea de que usted debe consumir proteínas para construir y hacer crecer los músculos y tejidos. Ciertamente, no; por ejemplo, ¿es necesario que una vaca beba leche para producir leche?[45] Un prominente experto en la Química Fisiológica, el Dr. Von Bunge, profesor de Química Fisiológica en la Universidad de Basilea, Suiza; cuyos libros no refrendan la posición promedio de la enseñanza médica, dice que la vida, la vitalidad, está basada en la transformación de sustancias (alimentos), a través de la cual se libera el poder, calor y la electricidad, y actúa como la eficiencia del cuerpo animal.

Usted aprenderá en la lección acerca de la formación de la sangre, que cierto cambio de materia sucede en el cuerpo humano, y cómo la proteína es producida mediante la transformación de otras sustancias alimenticias. Este cambio de materia no se efectúa por un reemplazo de las células viejas por nuevas, sino que las sustancias minerales son los bloques de construcción de la vida vegetal y animal, y su reemplazo es de mucho menor cantidad de lo que se cree.

La razón por la cual un "gran" comedor de carne pueda vivir un poco más de tiempo que el vegetariano "comedor de almidón" es fácil de comprender después de haber aprendido la lección V. El primero produce menos obstrucciones sólidas, por menores cantidades de alimentos de carne, que el "comedor compulsivo" de almidón, pero sus enfermedades latentes son más peligrosas debido a que acumulan más veneno, pus y ácido úrico.

Si sabe la verdad sobre la nutrición humana—y más tarde la aprenderá—se divertirá al notar cómo los fisiólogos andan a tientas en la oscuridad—cómo determinaron una cantidad estándar de albúmina necesaria para el ser humano promedio, cuyo estándar, por cierto, continúa disminuyendo poco a poco. Ellos e incluso los avanzados "dietistas expertos", estiman sin conocer la gran incógnita, es decir, el desecho en el cuerpo humano. Durante miles de años, los seres humanos han vivido con mayor salud sin fórmulas de valores alimenticias, y realmente dudo que alguno de estos fisiólogos dé a su "chef" una sugestión sobre el valor de los alimentos.

Toda la proposición es una farsa, disfrazada de una supuesta ciencia. Unos pocos, como el profesor Chittenden,[46] encontraron por medio de la experimentación que la energía y la resistencia aumentan con la disminución de alimentos, especialmente de las proteínas. El profesor Hindhede[47] demostró que la albúmina debe ser escasamente considerada, y Fletcher[48] los sobrepasó a todos. Él vivió de un emparedado por día, curando su así llamada enfermedad "incurable", y desarrolló una resistencia tremenda.

Después de haber superado todo temor sobre las fatales consecuencias que me podrían suceder si fallaba en adherirme estrictamente a las necesidades "proteicas científicas", encontré, experimenté y demostré el hecho hasta ahora desconocido e increíble, de que en el cuerpo limpio, libre de moco y de veneno, estos alimentos pobres en proteínas—frutas—desarrollan la más alta e increíble energía y resistencia.

Si la parte esencial de la proteína, el nitrógeno, es un factor importante para mantener la máquina humana en marcha; si la vitalidad depende enteramente del nitrógeno, me parece entonces, que bajo estas condiciones ideales, el nitrógeno es asimilable del aire.

¡Alimento del infinito! ¡"P" (poder) como una fuente de nutrición! ¡Qué tremendas posibilidades! Le sugiero que relea la lección V y comprenderá estos dos hechos:

1. La verdad acerca de la nutrición humana es todavía "un libro de los siete sellos"[49] para toda la humanidad, incluyendo a todos los llamados dietistas y científicos expertos.
2. El error de que los alimentos ricos en proteínas son necesarios para la salud, enseñado y sugerido por doctrinas médicas a la humanidad, es en sus consecuencias y en su efecto, justo lo contrario de lo que debería ser; es una de las más comunes y principales causas de toda enfermedad; es el fenómeno más trágico de la civilización occidental. Produjo a la vez el más peligroso y destructivo hábito de la glotonería; generó la mayor locura jamás impuesta a la humanidad; esto es, tratar de curar una enfermedad comiendo más, y especialmente más alimentos ricos en proteínas. Está más allá de la posibilidad de expresar en palabras lo que significa el error de los alimentos ricos en proteínas. Permítame recordarle que la Medicina proclama como padre suyo al gran dietista Hipócrates, quien dijo: "Cuanto más alimenta a una persona enferma, más lo daña"; también: "Que su medicina sea su alimento y el alimento su medicina".

Cuando permitimos que el cuerpo se congestione por moco y otras obstrucciones foráneas como el calcio, fosfatos y materiales de desecho similar, podemos esperar alta presión sobrecargando al corazón en sus esfuerzos para mantener el torrente sanguíneo circulando apropiadamente.

---

[44] Ehret refuta la idea de la nutrición. Desde la perspectiva de Ehret, el tipo de atención que se presta a la nutrición debería centrarse en la eliminación de los desechos del cuerpo. La palabra "nutrición"(circa 1550) se deriva de L. nutritionem (nom. nutritio) que significa "nutritivo", de nutrire "nutrir, mamar". Aquí, vemos que la idea original de la nutrición estaba relacionada con aquella de nutrir, en particular a la de una madre amamantando a su bebé, es decir, mamar ("lactar" también está relacionado con "nutrir"). Así, el concepto original de la nutrición no tenía que ver con cálculos

matemáticos que buscan definir la manera en que los elementos deben ser reemplazados en el cuerpo humano. Era más bien un concepto natural, relacionado a los medios por los cuales una persona, especialmente un bebé, se sustenta. Desde la perspectiva Ehretista, el propósito principal de que un infante consuma la leche materna es para ralentizar o asistir en su eliminación. También se puede observar que los infantes inicialmente sólo consumen líquidos y deben ser transicionados lentamente a los alimentos sólidos. Contemplar este proceso puede ser útil al aprender los principios de la dieta de transición y el ayuno.

[45] Esta es una declaración de suma importancia, ya que con sencillez y elegancia, muestra qué tan equivocado es pensar que tenemos que comer carne de animales muertos o beber leche animal, para crear la carne humana. ¿Qué vaca necesita beber leche para producir su propia leche? ¿Qué vaca come carne de animal muerto para producir su propia carne? Las vacas son herbívoras y sólo comen hierba estando en el entorno adecuado. Además, muchos primates viven sólo de frutas o frutas y hierbas, estando en el entorno correcto. Muchos de estos animales no son pequeños, débiles o deficientes en algún modo.

[46] Russell Henry Chittenden (1856-1943) fue un químico fisiológico y profesor estadounidense. Es reconocido por haber llevado a cabo una investigación pionera en la bioquímica de la digestión y fue miembro fundador de la Asociación Estadounidense de Psicología en 1887.

[47] Mikkel Hindhede (1862-1945) fue un médico y nutricionista danés, nacido en la granja Hindhede fuera de Ringkøbing, en la costa oeste de Dinamarca. Fue gerente del Laboratorio Nacional Danés de Investigación de Nutrición, en Copenhagen 1910-1932, y asesor de alimentos para el gobierno danés durante la Primera Guerra Mundial. En su investigación, desafió prevalecientes teorías acerca de la cantidad proteica que los seres humanos requieren, y como practicante, recomendó comer menos carne y más alimentos de origen vegetal.

[48] Horace Fletcher (1849-1919) fue un entusiasta estadounidense de la comida saludable en la época Victoriana, apodado "El gran masticador" por sus fuertes argumentos de que cada bocado debe masticarse unas 100 veces por minuto antes de ser tragado. Él y sus partidarios propugnaban la práctica de la "Fletcherización", es decir, masticar cada bocado numerosas veces, así como una dieta baja en proteínas. Véase la discusión de Ehret sobre el FLETCHERISMO.

[49] "Libro de los Sietes Sellos" es una frase que se refiere o sugiere algún tipo de conocimiento secreto (esotérico), que no es fácilmente accesible o comprensible por los seres humanos. "Siete sellos" es una frase utilizada originalmente en el libro de las Revelaciones en la Biblia, que se refiere a siete sellos simbólicos que aseguran el libro, o pergamino, que Juan de Patmos vio en su revelación de Jesucristo. La apertura de los sellos del documento Apocalíptico ocurre en Revelaciones, capítulos 5-8.

La nueva fisiología—Parte 3

Lección VIII

Composición de la sangre

La consecuencia lógica de los tres primeros errores de la antigua Fisiología, es el problema de la composición de la sangre humana, no sólo por lo que debería ser, sino también como un hecho de "examinación científica". El error es tan grande que bordea los límites de la locura.

El problema es éste: ¿Son los glóbulos blancos células vivientes de vital importancia para la protección y mantenimiento de la vida, para destruir gérmenes de la enfermedad y para inmunizar al cuerpo contra la fiebre, infección, etc., como lo aseguran y enseñan las doctrinas estándar de la Fisiología y la Patología?

¿O son justamente lo opuesto—residuo, sustancias alimenticias putrefactas, indigestas e inutilizadas, moco o patógenos, como el Dr. Thomas Powell los llama?[50] Son indigeribles por el cuerpo humano, antinaturales y, por lo tanto, completamente inasimilables. ¿Son éstos, en efecto, el residuo de los alimentos amiláceos y ricos en proteínas, con los cuales el comedor mixto promedio de la civilización occidental atiborra su estómago tres veces por día? ¿Es a lo que yo llamo "moco", la causa fundamental de todas las enfermedades?

La Patología lo demuestra al decir que los glóbulos blancos aumentan en caso de enfermedad, y la Fisiología dice que aumentan durante la digestión en un cuerpo sano y que son derivados de los alimentos ricos en proteínas.

Esta enseñanza es absolutamente correcta y la consecuencia lógica del error de los alimentos ricos en proteínas.

La "ciencia" médica lo ve, y debe verlo como condiciones normales de salud, y el no enfermo debe tener estos glóbulos blancos en su circulación, porque todo mundo los tiene. No hay ninguna persona en la existencia de la civilización occidental, cuyo cuerpo no haya sido continuamente atiborrado desde la niñez con leche de vaca, carne, huevos, patatas y cereales. ¡No existe hoy en día ninguna persona sin moco!

En mi primer artículo publicado, promulgé la gigantesca idea de que la raza blanca es antinatural, enferma y patológica. Primeramente, el pigmento que da color a la piel carece en sales minerales colorantes; en segundo lugar, la sangre es continuamente sobresaturada por los glóbulos blancos, moco y residuo de color blanco. Esta es la razón de la apariencia blanca del cuerpo entero.[51]

Los poros cutáneos de la raza blanca están constipados por moco seco y blanco—todo el sistema tisular está repleto de éste. No es de extrañar que se vean blancos, pálidos y anémicos. Todo el mundo sabe que un caso de palidez extrema es un "mal signo". Cuando aparecí con un amigo en un baño público de aire, después de haber vivido varios meses en una dieta amucosa junto con baños de sol, parecíamos indios y la gente creía que pertenecíamos a otra raza. Esta condición fue, sin duda, debido a la gran cantidad de glóbulos rojos y a la gran carencia de glóbulos blancos. Pude notar un vestigio de palidez en mi complexión a la mañana siguiente, después de haber comido un pedazo de pan.

Este no es lugar para exponer todos los argumentos en contra de este terrible error sobre la naturaleza y "función" de los glóbulos blancos, en los que cree equivocadamente la "ciencia" médica. Quienquiera que desee una prueba científica y real, puede leer "*Fundamentals and Requirements of Health and Disease*", del Dr. Thomas Powell, publicado en 1909—pocos años después de que mi "teoría del moco" fuera publicada en Europa, más tarde traducida al inglés en 1913 como "*Rational Fasting and Regeneration Diet*", sin haber sabido ninguno de nosotros sobre nuestras respectivas publicaciones. El Dr. Powell enseña en principio lo mismo que yo, en cuanto a la causa de todas las enfermedades, los glóbulos blancos y todos estos errores que a los médicos les concierne. La única diferencia es que él llama "patógeno" a lo que yo denomino "moco".

Sin embargo, difiero principal y completamente de él; la ciencia médica incluso carece de perfección en cuanto a la composición de los glóbulos rojos, del plasma sanguíneo en absoluto, del suero y de la llamada hemoglobina.

Los dos hechos más importantes para nuestro interés son:

1. El primero, es la gran importancia y necesidad vital del hierro en el cuerpo humano.
2. El segundo, es la presencia de azúcar en la sangre. El gran experto en Química Fisiológica y fundador de la teoría de las sales minerales, Hensel, menciona en su libro *Life*: " El hierro está químicamente encubierto en nuestra sangre". Los médicos no pudieron encontrarlo por su falta de conocimiento en Química. En la página 36 del mismo libro, dice: "En nuestra sangre, la albúmina es una combinación de azúcares y óxido de hierro, que no puede ser encontrada o reconocida (descubierta) de tal manera que ni el azúcar ni el hierro pueden ser encontrados por medio de las pruebas químicas ordinarias. La albúmina sanguínea debe ser primero quemada para conseguir la prueba perfecta".

Supongo que la verdad e importancia es la siguiente: El color rojo de la sangre es la cualidad más característica de esta "savia tan especial", y es debido al óxido de hierro, ¡herrumbre![52] Por lo tanto, es evidente cuán importante es el hierro en la sangre. Adicionalmente, el azúcar es de gran importancia. Además de su cualidad nutritiva, es una parte esencial de la hemoglobina sanguínea perfecta, la cual en condición perfecta debe espesarse como gelatina tan pronto como entra en contacto con el aire atmosférico, con el propósito de cerrar una herida. Lea en mi libro *Ayuno racional* sobre mi prueba de la curación incruenta e inmediata de una herida, sin secreción de pus y moco, sin dolor ni inflamación.

Una verdad con respecto a las condiciones de la sangre humana, descubierta por los médicos, es que la acidez es un signo de enfermedad. No es de extrañar que esto sucede fácilmente con el comedor mixto, cuando se llena el estómago diariamente con carne, almidón, dulces, frutas, etc., todo al mismo tiempo.

Haga una prueba personal si no está plenamente convencido. Coma una cena regular, y una hora después de comerla, vomítela y obtendrá una mezcla de fermentación agria, de un olor terrible, que le recordará a un contenedor de basura, y que cuando se le alimenta a los cerdos, provoca que incluso estos animales enfermen lentamente.

O bien, si no le importa ser tan heroico, pruebe el siguiente experimento: El próximo domingo, cuando se siente a cenar, sirva el menú a su huésped imaginario. Vacíe su porción en una olla, usando las mismas cantidades que usted ingiera y beba. Revuelva a fondo. Después cocínelo a la temperatura sanguínea durante menos de 30 minutos. Tape la olla y déjela reposar durante la noche. ¡Una sorpresa impresionante le aguarda cuando la destape a la mañana siguiente!

---

[50] A finales del siglo XIX y a principios del siglo XX, surgió una oleada de investigadores médicos, cuyas pruebas desafiaron las teorías recién desarrolladas de la proteína y los alimentos albuminosos. En su libro titulado *Fundamentals and Requirements of Health and Disease* (1909), el Dr. Thomas Powell, MD, desafió lo que él llama la "Teoría de los alimentos nitrogenados". Escribió: "Esta teoría ha disfrutado de una larga temporada de popularidad, y, sin embargo, es un hecho innegable que la noción de que el nitrógeno es el primo esencial del alimento, es totalmente falaz, teniendo como fundamento no más que una errónea suposición y malinterpretación de los hechos—errores que han guiado a un mal uso o abuso desesperado de los más valiosos de todos los alimentos" (Powell, 41). Continúa desafiando la teoría del germen y afirma que los alimentos albuminosos desempeñan el rol más importante en la mayor parte de las enfermedades humanas. "La enseñanza biológica, fisiológica y gran parte de la dietética y patológica de hoy en día, está basada en las suposiciones de que el 'glóbulo blanco' es una 'célula viviente', la cual es 'diferenciada' en los tejidos del cuerpo; que es un fagocito o germen-devorador y que la materia en la que se encuentra y de la que se forma . . . es la 'base física de la vida'" (Powell, 263). Más tarde hace la siguiente pregunta:

> ¿Acaso no es totalmente razonable suponer que la motilidad del glóbulo blanco se debe a las fuerzas, no de la vida, sino de la muerte; no a los procesos de duplicación vital, sino de la disolución química—es decir, a los efectos combinados de la quimiotaxis, la desintegración y la expansión gaseosa...? (Powell, 275).

El argumento de Powell se asemeja al de Ehret al afirmar que el leucocito (glóbulo blanco) "no es una célula viviente, sino una partícula de materia muerta y perecedera" (Powell, 292). Añade que "la ironía de la situación a la que la adición de leucocitos a la teoría celular nos ha llevado, no sólo es perfectamente perceptible, sino también tan cruel e implacable como una tumba, en el sentido de que cuanto más materia "elaboradora de tejido" (glóbulos blancos) cargue el enfermo en su circulación, más pronunciada será su debilidad y emaciación, y que entre más "vigilantes" (fagocitos) poseea para que lo vigilen y defiendan, lo más certera y rápida es su destrucción" (Powell, 294). (Para continuar leyendo, por favor vea "La teoría celular" de Powell, en *Fundamentals and Requirements of Health and Disease* 263-294).

[51] La proposición de Ehret es que el color de piel y otros rasgos fisiológicos reflejan, principalmente, el grado en que una persona está congestionada internamente por residuos a nivel celular. Desafía la noción popular de que la radical morfología física de los seres humanos ocurrió basada principalmente en la adaptación a climas no tropicales, más retirados del ecuador.

[52] Para entender esta declaración, es importante considerar el rol del hierro en la sangre. Cuando el hierro que se extrae de la tierra entra en contacto con el oxígeno, se produce óxido oscuro (óxido de hierro). Cuando nuestro hierro en la sangre entra en contacto con el aire, es decir, oxígeno, también se oxida. La sangre limpia, que está libre de desecho, se herrumbra fácilmente cuando se oxida. Para demostrar este argumento, Ehret habla de sus experimentos con el sangrado autoinfligido. Él encontró que cuando comía una dieta amucosa por un período prolongado de tiempo, una herida de cuchillo sanaba inmediatamente sin secreción de moco y pus. Tampoco sufrría de dolor o inflamación. Por lo tanto, el oxígeno se mezclaba con el hierro en la sangre y se oxidaba de inmediato. Sin embargo, cuando comía alimentos formadores de moco, sus heridas no sanaban fácilmente y sufría de dolor. También se volvía más pálido. Este experimento sugiere que 1) una dieta amucosa promueve una sangre limpia, 2) la sangre limpia está

libre de materias de residuo blanco, y 3) la sangre limpia se vuelve más oscura cuando se oxida. Teniendo en cuenta que la sangre se oscurece cuando se mezcla con el oxígeno en el exterior del cuerpo, ¿en qué medida ocurre en el interior del cuerpo? Cuando la sangre limpia se oxida mediante la respiración, ¿puede *herrumbrarse* o oscurecerse? El argumento de Hensel puede arrojar algo de luz sobre estas preguntas: "En nuestra sangre, la albúmina es una combinación de azúcares y óxido de hierro, que no puede ser encontrada o reconocida (descubierta) de tal manera que ni el azúcar ni el hierro pueden ser encontrados por las pruebas químicas ordinarias. La albúmina sanguínea debe ser primero quemada para conseguir la prueba perfecta" [Ehret resumiendo la obra *Life* de Hensel, lección 8]. En consecuencia, el color rojo de la sangre es debido al óxido de hierro, es decir, el herrumbre. Además, la capacidad de la sangre roja para oxidarse depende de la ausencia de albúmina, es decir, moco/residuos.

Las perspectivas de Ehret sobre la naturaleza de la sangre son controversiales y desafiantes. Pero uno no necesita creer inicialmente en ellas para beneficiarse de la práctica de la dieta amucosa. Ehret ofrece una nueva perspectiva y es importante mantener una mente abierta a medida que avanza. Es útil recordar que Ehret es un filósofo experto de la dieta y Fisiología. Como filósofo, las obras de Ehret cuestionan y desafían las bases de la teoría dietética y ciencia fisiológica occidental. Sin embargo, con el fin de comprender realmente muchos de estos conceptos, será importante la práctica y experiencia con la dieta. Mucho de lo que Ehret discute, tiende a volverse evidente a través de una dedicada fidelidad a sus principios dietéticos.

La nueva fisiología—Parte 4

Lección IX

Formación de la sangre

El problema de la elaboración sanguínea en el cuerpo humano involucra a todos los problemas de salud y enfermedad. En otras palabras, su salud, como su enfermedad, dependen casi por completo de su dieta; de si ingiere alimentos correctos o equivocados, qué alimentos le dañan, perjudicando la condición ideal de su cuerpo; cuáles elaboran buena sangre natural—y cuáles elaboran una sangre nociva, ácida y enferma.[53] Estas preguntas y su correcta contestación son los fundamentos de la dietética y de mi *Sistema curativo por dieta amucosa*. En esta lección, enseño sólo la verdad principal en general. Todas las indicaciones y detalles son tratados a lo largo del curso.

De hecho, mi dieta curativa, en principio y esencia, consiste en la formación de una sangre perfectamente nueva, con un "abastecimiento" continuo de alimentos naturales, portadores de elementos vitales, a través de los cuales el torrente sanguíneo es habilitado para disolver y eliminar todo residuo, todo el moco, todos los venenos y todas las drogas tomadas durante la vida, sin importar cuándo o por cuánto tiempo hayan sido "almacenadas" en el cuerpo, como una enfermedad latente.

Lo que la fisiología "oficial" de la nutrición enseña, como la mejor formación de sangre, es doblemente erróneo. Primero, principalmente equivocado como problema fisico químico. Segundo, desde el punto de vista de la verdad de la naturaleza.

Una vez más debo citar a una gran autoridad en la Química Fisiológica, el Prof. von Bunge, quien me dijo personalmente que no apoyaba la doctrina médica oficial. Von Bunge dice: "La vida está basada en la transformación de sustancias a través de la cual se libera el poder y la eficiencia, justo como ocurre en todo proceso químico de transformación de una entidad química de átomos y moléculas, a otra."

Los autores que comenzaron la ciencia fisiológica carecían, principalmente, del conocimiento en Química, debido a una educación más humanista que naturista. Por otra parte, la Química Inorgánica no estaba suficientemente desarrollada en aquel entonces.

La idea engañosa fue de nuevo la proteína. Ellos razonaban como sigue: los músculos, tejidos, la sustancia esencial del sistema entero, es la proteína. Por lo tanto, dicha sustancia debe ser introducida en la sangre, con el fin de formar y desarrollar. En otros términos, usted debe comer músculos para elaborar músculos, debe comer proteína para formar proteína, debe comer grasa para formar grasa y, en el caso de la madre lactante, ¡debe beber leche para producir leche!

Como creían y aún creen en el metabolismo y en la necesidad de reponer las células gastadas, estos principios han continuado en la dieta del comedor mixto promedio.

Es un error similar ingerir hierro, cal, etc., inorgánicos, en un intento de reemplazar esta misma sustancia en el cuerpo.

La vaca elabora músculo, tejidos, huesos, cabello, leche, eficiencia y calor, todo procedente exclusivamente del pasto. Alimentar a una vaca con leche para aumentar la producción láctea, sería considerado el colmo de la locura; no obstante, ¡los seres humanos hacen exactamente esto consigo mismos!

Hoy en día, cada sustancia del cuerpo humano es analizada químicamente y los médicos sueñan con perfeccionar, en un futuro, sustancias alimenticias químicamente concentradas, haciéndole posible llevar sus comidas en su bolsillo, en cantidades suficientes para durar un par de días. Eso nunca sucederá con el cuerpo humano, ya que no asimila un solo átomo de cualquier sustancia alimenticia que no se derive del reino vegetal o frutal.

Todas las mezclas alimenticias manufacturadas, cuando se encuentran muy concentradas—ya sea del reino animal o vegetal—no elaboran sangre, sino que solamente estimulan.[54]

Los alimentos de origen animal no pueden elaborar buena sangre; de hecho, no elaboran sangre en absoluto, debido al hecho biológico de que los seres humanos somos frugívoros por naturaleza. Mire el jugo de una zarzamora madura, cereza negra o uvas negras. ¿Acaso no le recuerda a su sangre? ¿Puede cualquier persona razonable demostrar que los "tejidos musculares", parcialmente deteriorados, elaboran buena sangre?

Tan pronto como el animal es asesinado, la carne entra más o menos en un estado de descomposición. Es expuesta entonces al proceso destructivo de la cocción. No hay animal carnívoro que pueda vivir de carne cocida, debe comerla fresca y cruda—sangre, huesos y demás.

Más adelante le enseñaré detalles más completos sobre los alimentos correctos y naturales, así aprenderá la verdad. Sólo mencionaré ahora un hecho importante, que es esencial en mi enseñanza dietética y en la cual difiero de todos los demás, incluso de otros expertos en dietética que aún creen que la albúmina concentrada, las sales minerales concentradas, etc., se requieren para la elaboración de buena sangre.

La albúmina no es la sustancia más importante para nuestra sangre, ni tampoco son las sales minerales las que elaboran sangre perfecta. *LA SUSTANCIA CARDINAL PARA LA SANGRE HUMANA ES LA FORMA MÁS DESARROLLADA DE LOS HIDRATOS DE CARBONO, QUÍMICAMENTE LLAMADOS AZÚCARES, AZÚCAR DE UVA O DE FRUTA, PRESENTE EN MAYOR O MENOR CANTIDAD EN TODAS LAS FRUTAS MADURAS Y UN POCO MENOS EN LOS VEGETALES.*[55] Los últimos avances de la ciencia enseñan que hasta la cantidad necesaria más mínima de proteína, se desarrolla a partir de este azúcar de uva. Los animales herbívoros transforman estos alimentos, primero en azúcar de uva y luego, como una cuestión de hecho, el cuerpo en su totalidad.

Pero el punto esencial de desacuerdo con respecto a este problema en particular, no está en la cuestión de los alimentos formadores de moco. Quien no conozca la enfermedad—latente, aguda y crónica, como fue enseñada en la lección V, jamás creerá en la verdad de la nutrición humana.

Como sabe ahora, a través de las lecciones anteriores, tan pronto como la sangre es mejorada con frutas, la persona promedio comienza a eliminar obstrucciones inmediatamente—se siente mejor por un momento, pero a medida que disuelve más y más residuo, junto con la conmoción resultante de la obstrucción en la circulación, pierde toda la fe y ellos, el médico, así como los demás, culpan a la falta de alimentos "eficientes". Ellos piensan y cada uno sugiere que necesitan de "alimento común", el cual los estimula por un tiempo y les hace creer que la carne y los huevos son los que elaboran buena sangre.

En otras palabras, el problema de la elaboración sanguínea mediante el alimento correcto y adecuado, el problema dietético en su totalidad, no será resuelto y la verdad no será aceptada, ni creída o practicada, por aquellos que no han aprendido qué es lo que sucede y qué es lo que significa curar con los nuevos alimentos verdaderamente elaboradores de sangre.

Esta es la profunda razón de que los médicos crean y recomienden alimentos destructivos, y de que la persona promedio, los mantenga y aumente continuamente, ya que no poseen la más mínima idea sobre qué es la enfermedad y cómo contaminan su sangre diariamente.

---

[53] En otros términos, su salud y las enfermedades que sufre, dependen casi por completo de su dieta. Los alimentos equivocados le dañan y producen la enfermedad, mientras que los alimentos correctos le sanan y mantienen su cuerpo en condiciones ideales, mediante la elaboración de buena sangre natural. Los alimentos nocivos elaboran sangre incorrecta, ácida y enferma.

[54] Estimulación significa aumentar temporalmente la actividad de un organismo o de su órgano corporal. La proposición de Ehret es que los alimentos formadores de moco no son "nutritivos", sino que sólo sirven para estimular artificialmente el cuerpo, como una droga venenosa.

[55] "Hidratos de carbono", más comúnmente conocidos como carbohidratos, son cualquiera de una amplia clase de compuestos orgánicos formados por carbono, hidrógeno y oxígeno. Se producen en las plantas verdes por medio de la fotosíntesis. Los azúcares, almidones y la celulosa son todos carbohidratos. Para Ehret, las formas más elevadas de alimentos que contienen carbohidratos para los seres humanos son las frutas frescas, libres de grasa, derivados de azúcares simples.

Crítica de los demás sistemas curativos

Reseñas imparciales y libres de prejuicios

Lección X

Los métodos curativos son innumerables. Excluyendo de este campo un gran número de supersticiones, los métodos serios pueden ser divididos en dos clases principales:

1—MEDICINA

2—CURA SIN DROGAS

La historia de la Medicina muestra que, especialmente en el pasado, las drogas y otras misteriosas "invenciones" fueron tomadas de los "charlatanes". Un gran número de "medicamentos", "remedios comunes", como por ejemplo el mercurio, fueron introducidos por los "charlatanes". Los sueros modernos, etc., no son mejores, independientemente de ser "científicamente" preparados.

Como ahora sabemos exactamente qué es la enfermedad, podemos entender un hecho que la Medicina es incapaz de explicar, y es el POR QUÉ los síntomas de enfermedad pueden ser suprimidos con drogas y sueros, hasta un cierto límite. Los "resultados" se conocen sólo por medio de experiencias, pero la Medicina no sabe por qué estos resultados—"efectos especiales"—suceden.

ESTE ES EL SECRETO: Si el cuerpo de un enfermo se esfuerza por eliminar venenos manifestados por cualquier clase de síntomas, y se le introduce un nuevo veneno peligroso a la circulación, se detiene en mayor o menor grado la eliminación a través de los síntomas, ya que el cuerpo comienza a trabajar intuitivamente en neutralizar estos venenos en la mejor forma posible. Los síntomas vuelven tan pronto como la vida es salvada, y el mismo procedimiento es repetido hasta que el paciente muere o —si es suficientemente inteligente—deja a un lado la medicina a tiempo y busca salvarse a sí mismo por la CURACIÓN SIN DROGAS.

Los métodos curativos sin drogas son también muy numerosos y pueden ser divididos en tres partes:

1. Tratamientos físicos.
2. Tratamientos mentales.
3. Tratamientos dietéticos.

Tratamientos físicos:

En general, todos los tratamientos físicos tienden a desprender residuos constitucionales locales, por medio de distintas clases de vibraciones y diferencias térmicas. La cura Kneipp, por ejemplo, es prácticamente una aplicación de frío artificial que estimula la circulación, con lo que consigue dicha eliminación.

El ejercicio (calistenia), los ejercicios respiratorios, el masaje, la osteopatía, la fisioterapia, etc., sustentan el mismo principio. Sin embargo, la quiropráctica reclama un "esquema" especial. La subluxación es removida, pero los quiroprácticos, similarmente a las drogas, pueden brindar un exitoso alivio inmediato de los dolorosos síntomas; pero de hecho, volverán tarde o temprano si los ajustes son interrumpidos y se persiste el método de vida equivocado. La causa de la subluxación es una acumulación de materias foráneas entre los huesos de la espina dorsal, y nosotros sabemos que tienen su origen en la alimentación equivocada, al igual que los demás síntomas de enfermedad. No hay duda que el sobrepeso del hombre promedio es, en general, otra causa de su subluxación. Bajo ayunos prolongados, vi muchas espinas dorsales deformes mejorar maravillosamente.

Existen otros distintos métodos utilizados para sacudir los tejidos y estimular la circulación, por ejemplo, la electricidad, la luz eléctrica, la luz solar, etc. Todos estos métodos ayudan y alivian en parte, pero jamás pueden sanar perfectamente si no logran prestar suficiente atención a la dieta correcta. Es decir, la eliminación de la enfermedad o materias foráneas jamás estará completa mientras no se descontinúe la ingesta de alimentos equivocados y se establezca una nueva elaboración sanguínea mediante alimentos reales, naturales, limpios y amucosos.

Tratamientos Mentales:

No se puede negar que la condición mental influye en cualquier clase de enfermedad. Se ha demostrado que el miedo, las penas y preocupaciones tienen una mala influencia no sólo en el corazón y los nervios, sino también en la circulación, digestión, etc. La Psicoterapia, la curación mental y divina, la Ciencia Cristiana, tienen esta gran ventaja—¡salvan al infortunado enfermo de las lesiones de las drogas! Por otra parte, no puedo concederles mucho crédito, porque si bien son inofensivas en cierto sentido, tienen tendencia consciente o inconscientemente, a mantener a la gente en completa oscuridad sobre qué es realmente la enfermedad.

Nosotros, que sabemos exactamente qué es la enfermedad, no podemos estar de acuerdo con una doctrina que se esfuerza por hacer creer a los enfermos que pueden ser curados por un milagro o una imaginación forzada—que ellos no están enfermos en absoluto—, ¡aunque realmente estén muriendo en ese mismo minuto! Es absurdo, por no decir lamentable, orar al Creador por una curación milagrosa rechazando e ignorando los alimentos realmente divinos—las frutas del paraíso—, el "pan celestial", atiborrando en cambio su estómago tres veces al día con nocivos alimentos preparados, manufacturados por los seres humanos, con fines comerciales, y jamás diseñados por el Creador a ser alimentos del ser humano.

Es bastante difícil creer completamente en la curación mental después de saber, como yo lo sé a través de experiencias reales con miles de pacientes, que el enfermo crónico promedio, sobre todo el bien alimentado, es en realidad una "cloaca viviente". La Naturaleza es la manifestación de las leyes divinas, y *no hay milagros en la Naturaleza*. Si usted se ha alimentado equivocadamente durante 30,

40, 50 años, produciendo así su enfermedad, *debe hacer la compensación necesaria* como reparación de sus pecados; debe hacer lo opuesto, comiendo alimento natural, limpio y divino, que le producirá salud en vez de enfermedad. Esto es claro como la luz del sol y tan lógico como 2 x 2 = 4.

La filosofía de la Sra. Eddy es una pobre copia de "World of Imagination" de Schopenhauer—que la mente es lo único real y no el físico.[56] Su lógica sería correcta si dijera: "*Jamás hubo en el plan Divino la intención de producir enfermedad. Pero como consecuencia lógica de la desobediencia a las leyes divinas de la vida, ésta se produjo*". La enfermedad podría no existir, si los hombres vivieran de acuerdo con la divina historia de los argumentos del Génesis.[57] A la luz de la evolución, podemos comprender el verdadero significado de la palabra del Señor, incluso cuando Él dice que "los castigará y matará hasta que vuelvan a Él". En palabras simples, en vez de misteriosas, usted y toda la humanidad sufrirá y morirá de enfermedad siempre y cuando no retornen a las leyes del Creador, a las leyes de la Naturaleza, como los seres humanos vivían en el paraíso.

Los practicantes del *Sistema curativo por dieta amucosa* deben hacer uso de los conocimientos ya adquiridos y vivir de alimentos amucosos, el divino alimento limpio del Génesis, frutas y vegetales de hoja verde (llamados hierbas), de modo que puedan demostrar la verdad como ejemplos vivientes. Esto ayudará al paciente a aprender y creer la verdad, como se ejemplifica por usted, y librar su mente de todas las ideas supersticiosas y equivocadas acerca de la enfermedad, así como de todas las dudas sobre el *único* modo de verdadera ayuda, la compensación de sus hábitos productores de enfermedad.

¡Usted debe sanar, es decir, librar, el cerebro del paciente de toda ignorancia y elevar su mente con la luz de la verdad, para que pueda tener una fe inamovible en seguir su consejo con entusiasmo! Esa es la verdad esencial para la "curación mental".

---

[56] La Sra. Mary Baker Eddy (1821–1910) fue la fundadora de la Ciencia Cristiana (1879), un controversial sistema de pensamiento y práctica religiosa adoptado por la Iglesia de Cristo, Científico. Es la autora del libro

de texto del movimiento, *Science and Health with Key to the Scriptures*, y la fundadora de la Sociedad Editora de la Ciencia Cristiana en 1898, la cual continúa publicando una serie de periódicos, incluyendo *The Christian Science Monitor* (1908).

[57] Véase la discusión sobre el Génesis 1:29 en las notas de la lección I.

Confusión en la dietética

Lección XI

En esta muy importante lección, me es necesario convencerlo, de una vez por todas, de los siguientes hechos:

PRIMERO—Que en la comida (dieta) yace el 99.99 por ciento de las causas de toda enfermedad y salud imperfecta de cualquier clase.

SEGUNDO—Que consecuentemente, toda curación, toda terapia, continuará fallando siempre y cuando se rehúse a colocar un gran importante énfasis en la dieta.

TERCERO—Que lo que yo llamo "dieta amucosa" y "alimentos formadores de moco", divide característicamente a todos los alimentos de la humanidad en alimentos inofensivos, naturales, curativos y realmente nutritivos—y en aquellos nocivos, productores de enfermedad.

CUARTO—Que las demás dietéticas están principalmente equivocadas porque conceden su énfasis enteramente en los valores alimenticios, sean "equivocados" o no, en vez de los valores curativos, depurativos, eliminativos y sus eficiencias antes que el proceso curativo comience, esté sucediendo, o sea cumplido en absoluto. (Véase la lección V)

El problema dietético, "¿Qué deben comer los seres humanos para estar saludables o curar sus enfermedades?", es, de hecho, el problema de la vida—tan poco como sea considerado o siquiera conocido como la más importante cuestión. Hace mucho tiempo, acuñé la siguiente frase: "La vida es una tragedia de la nutrición".[58] La confusión e ignorancia con respecto a qué comer es, de hecho, tan grande que debe ser necesariamente llamada el "eslabón perdido" de la mente humana.

Que la ciencia médica e incluso la terapéutica seudo "natural" vea generalmente a la dietética como una cuestión secundaria para la curación, es significante. Hasta la eficiencia de una máquina depende de la cantidad y calidad de su combustible. Ya no existe ninguna duda sobre el hecho de que una planta depende más de la calidad del suelo que del clima para producir una alta calidad de fruta. Los agricultores comprenden a fondo que todo depende de cómo alimenten su ganado. La salud y enfermedad del cuerpo animal y humano dependen en el 99.99 por ciento del alimento. Esto es tremendamente manifestado por la naturaleza, en el hecho de que los animales no comen cuando están enfermos. El instinto animal que responde a toda enfermedad, y hasta accidente, con ayuno, es la demostración de la naturaleza de que la salud depende principal y completamente del comer o no comer, así como también de las clases de alimentos.

Que la persona promedio e incluso los médicos reformados culpan a cualquier cosa sobre la tierra, exceptuando el alimento, de ser la causa de su enfermedad; es debido al trágico hecho de que ésta es todavía un misterio para sus mentes. No saben cuán terriblemente sucio está el interior del cuerpo, a causa del hábito cotidiano de sobrealimentarse 10 veces más de lo requerido—en parte o exclusivamente con alimentos nocivos, en muchos casos.

Si el comedor promedio, aún en la llamada "salud perfecta", ayuna 3 o 4 días, su aliento y todo su cuerpo secreta un olor ofensivo que significa, demuestra o indica que su sistema está lleno de sustancias descompuestas, sin eliminar y traídas a su interior por la única ruta de la ingestión. Esta continua acumulación de residuos es su desconocida "enfermedad" latente, y cuando la naturaleza quiere eliminarla mediante cualquier tipo de "conmoción", comúnmente conocido como enfermedad, primero tratan de todo para "curarse", exceptuando el ayuno, para detener el aumento de la causa de la enfermedad—el residuo interno.

Ahora usted ha aprendido cuán errónea es la Medicina, tratando de *parar* la curación de la naturaleza, proceso eliminativo llamado enfermedad, aumentando así el residuo interno con drogas y sueros. Pero las terapéuticas "naturales" de toda clase de eliminación no curarán jamás perfectamente, si usted no descontinúa el suministro de residuo interno causado por el comer y el comer "equivocadamente". Usted podrá depurar y continuar depurando indefinidamente, pero nunca lograr una depuración perfecta con resultados completos, mientras la ingesta de alimentos equivocados o incluso *alimentos correctos en gran cantidad* no sea detenida.

Si es un hecho que el alimento es la sola y principal causa de enfermedad—como la naturaleza tan claramente lo demuestra—, entonces es lógico y evidente que sólo se pueda curar por dieta; y sólo radicalmente, si es necesario, por la dieta más racional—el ayuno—, el único "remedio" de la naturaleza en el reino animal.

Por lo tanto, si cualquier tipo de dieta puede curar, ésta debe consistir de alimentos, pero no de acuerdo con sus valores alimenticios, como sus cualidades nutritivas y reconstructivas, sino de acuerdo con sus cualidades curativas, depurativas y eliminativas.

He aquí la razón cardinal de por qué, así como dónde, todas las demás dietéticas fallan. Mi dieta de curación, la dieta amucosa, divide todos los alimentos, como ya lo dije antes, estrictamente en dos clases: los que curan y los que producen enfermedad.

No es suficiente, como el lego imagina, sólo conocer qué alimentos son amucosos y cuáles son formadores de moco, sino también:

1. HASTA DÓNDE Y CON QUÉ RAPIDEZ PUEDE SER HECHO EL CAMBIO EXITOSAMENTE.
2. CÓMO TIENE QUE ORDENARSE LA COMBINACIÓN DE DIFERENTES ALIMENTOS.
3. POR CUÁNTO TIEMPO Y CON QUÉ FRECUENCIA DEBE INTRODUCIRSE EL AYUNO Y SER

COMBINADO, SI ES NECESARIO, EN LA DIETA CURATIVA.

Esto es el *SISTEMA* de la *Dieta amucosa* y el *ayuno*. Representa lo que *EL PRACTICANTE DEBE ESTUDIAR Y APRENDER*, lo que el lego no sabe, y, en consecuencia, el porqué debe fracasar inevitablemente al tratar de curar a una persona con "buenos alimentos".

Después de la precedente explicación, verá de una vez por todas en la siguiente crítica de las dietas más conocidas, por qué son imperfectas y por qué es tan grande la confusión. En lecciones posteriores, también aprenderá sobre toda clase de alimentos y por qué son buenos o malos. En caso de que no sepa todavía cuáles son los alimentos amucosos y cuáles los formadores de moco, son los siguientes:

Todas las frutas, crudas o cocidas, como así también las nueces y vegetales de hoja verde, son libres de moco.[59]

Todos los demás alimentos de la civilización, *sin excepción*, son formadores de moco y de ácido, y por lo tanto son dañinos.

---

[58] El significado de la declaración de Ehret "una tragedia de la nutrición" es a menudo incomprendida, especialmente por aquellos que no están familiarizados con su trabajo. Muchos asumen que Ehret sugiere que la *tragedia* se refiere a la idea de que las personas no están recibiendo suficiente, o el tipo adecuado de nutrición. Pero, como se establece en los capítulos anteriores, Ehret denuncia en lo que se ha convertido la teoría dietética occidental tradicional de la nutrición. Si Ehret no respalda la mayoría de los conceptos de la "nutrición", entonces, ¿qué quiere decir con una "tragedia de la nutrición"? Históricamente, la palabra tragedia se refería inicialmente a una obra u otras obras literarias con un final desdichado. Más tarde, también llegó a ser utilizada para identificar cualquier evento o desastre infeliz. Mi proposición es que la "tragedia de la nutrición" no se trata de la falta o mala elección de los alimentos nutritivos. La tragedia es que el concepto de la nutrición 1) existe erróneamente y 2) es dietéticamente opuesto a la verdad de las leyes naturales que rigen la vida animal en la tierra. En otras palabras, la tragedia no es sólo que la gente come mal y muere, sino que piensen que están comiendo sano, o toman medicamentos

en forma responsable y mueren sin darse cuenta de que los alimentos formadores de moco y pus, así como las drogas, son el fundamento de su fallecimiento.

La nutrición es la gran paradoja científica de nuestros tiempos, en cuanto a que sus doctrinas enseñan que debemos comer ciertos alimentos formadores de moco para sobrevivir, a pesar de que tales alimentos no sólo son antinaturales para los seres humanos, sino el fundamento de la enfermedad humana. Para obtener más acerca de mis reflexiones del concepto de la nutrición, véase "*Spira Speaks*".

[59] Esta declaración plantea a menudo preguntas sobre qué alimentos son y no son verdaderamente formadores de moco. Primeramente, la afirmación de que las nueces son libres de moco, contradice lo que se dice más adelante en el libro, cuando se identifican como formadores de moco. Muchos lectores también asumen que los aguacates son libres de moco por ser técnicamente una "fruta". Aunque los aguacates no se abordan específicamente por Ehret—ya que no se convirtieron en un artículo frecuente para la ensalada hasta la década de 1950—la discusión de Ehret sobre las nueces nos puede ayudar a entender la naturaleza sobre la formación de moco de los aguacates y otros frutos o vegetales grasos. Dicho esto, la dieta amucosa sí se contradice a sí misma con respecto a las nueces.

En la lección XVI de la "Dieta de transición", escribe Ehret: "De vez en cuando puede servir para este propósito toda clase de nueces ralladas o su manteca, pero son demasiado ricas en proteínas y si son usadas habitualmente, producen ácido úrico y moco". En la lección XXII "La dieta destructiva de la civilización", explica:

> Todas las nueces son demasiado ricas en proteínas y grasas, deben ser comidas moderadamente y sólo en el invierno. Las nueces deben ser masticadas con frutas secas o miel, jamás con frutas jugosas, porque el agua y la grasa no son miscibles.

Con la posible excepción de las nueces, lo anterior representa cerca de todos los alimentos que tienen que ser preparados de alguna manera para ser ingeridos; de hecho, son insípidos a menos que sean especialmente preparados (lección XXII).

La contradicción surge cuando Ehret afirma: "Todas las frutas crudas o cocidas, como así también las nueces y vegetales de hoja verde, son libres de moco" (Lección XI). Para aclarar, las nueces son formadores de moco. Pero, ¿por qué se hizo esta declaración? Existen distintas explicaciones para esto, las dos principales siendo que 1) en comparación con la carne, las nueces son prácticamente libres de moco y 2) que Fred Hirsch, editor de Ehret, se tomó ciertas libertades durante el montaje de las primeras ediciones de la Dieta amucosa y puede ser responsable de la desgracia. Algunos de estos cambios o contribuciones pueden ser fácilmente identificados, como veremos más adelante en la sección de "Recetas vegetarianas", por lo que el editor, obviamente Hirsch, explica por qué añadió los menús co-mucosos, a pesar de que Ehret resistió solicitudes de llevarlo a cabo.

Ehret finalmente afirma que:

> Las grasas de cualquier tipo, incluyendo la manteca común, son antinaturales y por lo tanto no deben comerse (Lección XV).
>
> Todas las grasas son formadoras de ácido, incluso aquellas de origen vegetal y no son utilizadas por el organismo. Le gustarán, las anhelará y las usará, sólo mientras vea moco reflejado en el "espejo mágico" (Lección XXII).

Este principio se extiende a todas las frutas o verduras con grasa, incluyendo aguacates, nueces, carne de coco, aceitunas, durian, etc.

Confusión en la dietética—Parte 2

Lección XII

La dieta vegetariana promedio omite sólo la carne del menú, y su mezcla de grandes cantidades de frutas (buenos alimentos) con huevos y leche, causa sobrealimentación—en la mayoría de los casos siendo peor que una moderada comida carnívora o una dieta "menos mezclada".

Tres prominentes médicos mejoraron la dieta vegetariana, pero fallaron como todos los demás dietéticos en el siguiente punto. Ellos creen, más o menos, en los alimentos ricos en proteínas durante una dieta de curación. En otras palabras—todos los dietistas, sin una sola excepción a no ser yo mismo, piensan que el cuerpo, especialmente el cuerpo enfermo y débil, requiere de "buen alimento nutritivo" para ser curado—pasando por alto el hecho de que la naturaleza cura por sí sola, y lo hace mejor por medio del ayuno (Por favor lea la lección V de nuevo, para que pueda comprender plenamente la razón).

El Dr. Lahmann, un médico alemán, comprobó en su "Disformación dietética de la sangre", que el ácido carbónico es la causa de todas las enfermedades—pero no logró ver la causa más profunda, la fermentación causada por los alimentos formadores de moco, mezclados con las frutas. Él creía en—y fue víctima de—la teoría de la proteína, a pesar de su gran avanzado conocimiento.

El Dr. Haig, un médico inglés, mostró gran talento con su "Dieta anti-ácido úrico", pero falló de la misma manera que el Dr. Lahmann.

El Dr. Catani, un médico italiano, ideó una dieta con frutas, vegetales verdes y carne, eliminando todo almidón y curando, más o menos, incluso casos de reumatismo y gota. El Dr. Haig señalaba a la carne como única causa de dichas enfermedades. El secreto de la dieta sin almidones del Dr. Catani se encuentra en su efecto laxante. Alivia como los laxantes contenidos en el agua mineral de manantial, pero no cura perfectamente. Usted puede ver dónde yace el punto de confusión.

El Dr. S. Graham, un médico estadounidense cuya "Fisiología de la Nutrición" fue fundamental en su tiempo, mejoró especialmente el pan; pero la mejora no consiste en el hecho de que el pan graham, de salvado y de trigo integral, sea más valioso que el pan blanco común, sino en que su eficiencia se debe a su menor cualidad constipante. La harina blanca *forma un excelente engrudo*, mientras que eso no sucede con la harina graham o de trigo integral. El Dr. Graham encontró un oponente en el Dr. Densmore de Inglaterra, quien proclamó que la sobrealimentación del pan de salvado, de cereales integrales y salvado o de cereales integrales y graham, causaba inflamación en los intestinos.[60] Esto es, por supuesto, una exageración, pero el Dr. Densmore ayudó al mejoramiento general de las dietas, abogando por las frutas y verduras.

El Dr. Lahmann, el químico alemán Hensel, y algunas autoridades en los Estados Unidos, son los fundadores de lo que podría ser llamado el movimiento de "las sales minerales" . El énfasis de esta dieta se coloca en el hecho de que todos los alimentos formadores de ácido y moco carecen de las sales minerales necesarias. Pero resultó ser una moda, como la moda de las proteínas, pensando que la salud puede ser recuperada al sobrecargar el cuerpo con preparaciones de sales minerales artificialmente manufacturadas, manteniendo al mismo tiempo sus viejos hábitos equivocados. Usted mejora—alivia hasta cierto límite—pero nunca cura perfectamente. En una lección posterior, aprenderá cómo el químico Ragnar Berg mejoró este "sistema" hasta cierto grado. Una persona neutraliza los alimentos formadores de ácido, con otros ricos en sales minerales.

Dieta de alimentos crudos

Actualmente está de moda entre los buscadores de salud vegetarianos la "dieta de alimentos crudos".[61] Sin duda, representa un gran progreso, pero los argumentos son en parte erróneos y llevan al fanatismo extremo y equivocado.

Ellos aseguran que toda cocción destruye los valores alimenticios, pero esto debería ser dicho apropiadamente: "Una cocción equivocada destruye cualidades de valor CURATIVO (eficiencia) de los alimentos, y hasta puede convertirlos en formadores de ácido". Los expertos en "alimentos crudos" insinúan el mismo énfasis erróneo como todos los demás, es decir, el valor nutritivo de los alimentos.

Todo el efecto o beneficio del alimento crudo reside en las ásperas fibras de los vegetales crudos, las cuales alivian la constipación y actúan como una "escoba de moco" ideal en los intestinos. No creo que el cuerpo humano asimile el "valor alimenticio de los vegetales" como el coliflor, espárragos, nabos, patatas o de cereales crudos. Después de una cierta limpieza mecánica de sus intestinos, mediante dichos alimentos crudos, el crudívoro carece, de hecho, de la sustancia alimenticia más importante, siendo el azúcar de uva o de fruta, a menos que coma suficientes frutas.[62]

Significativo e instructivo es este experimento: Coloque un limón en calor seco durante unos minutos y se volverá dulce—como una naranja. Usted desarrolla azúcar de uva, deje que se hornee un poco más y se volverá amargo. Con el mismo principio, todos los vegetales mejoran cuando se les cuece debidamente, ya que transforman su almidón en glucosa. Esto es cierto para las zanahorias, remolachas, nabos, coliflor, etc.

Frutas crudas y, si se desea, vegetales de hoja verde, componen la dieta ideal para los seres humanos. Esta es la dieta amucosa. Pero la dieta amucosa como sistema curativo utiliza los vegetales ásperos y crudos por sus cualidades depurativas, horneados como alimento, y frutas horneadas o cocidas COMO UN DISOLVENTE MENOS AGRESIVO de venenos y moco para MODERAR LA ELIMINACIÓN EN CASOS SEVEROS. Este es uno de los más importantes principios del sistema, un punto que el fanático crudista ignora totalmente. Comer patatas crudas, cereales crudos y postres sin cocer, es, en mi opinión, absurdo, y peor que cuando se hornean cuidadosamente, lo que resulta en el desarrollo del almidón a gluten y azúcar de uva parcialmente digerible.

Fletcherismo

El estadounidense Horace Fletcher desarrolló en él mismo un completo sistema dietético curativo, con gran éxito en sí mismo y los demás. Su teoría consistía en comer cualquier clase de alimento deseado; pero masticando cada bocado de 10 a 15 minutos. Usted puede comer un emparedado por día y deshacerse de su problema. El secreto es simplemente esto: Es un ayuno camuflado; el estómago y los intestinos tienen un descanso, lo mismo que cuando ayuna, la eliminación es promovida y los órganos vitales se recuperan. Pero cuando se prolonga por más tiempo, los intestinos se constipan por falta de alimento sólido, y se dice que el propio Fletcher murió a consecuencia de una severa "molestia" en estos órganos.

Otro ayuno camuflado, en efecto, es la cura de Salisbury. Un pequeño trozo de bistec y un poco de pan tostado, una vez al día y nada más. Alivia, mejora, pero jamás cura perfectamente.

Bajo la misma clasificación está la dieta láctea, la cual desconcierta incluso a los expertos más avanzados en el ayuno y la dietética debido a sus éxitos parciales en muchos casos. El secreto es el siguiente: Si usted reemplaza tres comidas "completas" al día, consistiendo de 3 platillos cada una, con unos cuantos cuartos de galón de leche (líquido), las obstrucciones en el motor humano son mucho menores (lea la Lección V), se siente mejor y el cuerpo elimina parcialmente y en muchas ocasiones alivia su molestia. Pero todos los pacientes de la dieta láctea sufren, tarde o temprano, de una terrible constipación, puesto que la leche es un pegajoso formador de moco de primera clase.

La cura Schroth

Esta llamada "cura seca", fundada por uno de los más grandes pioneros de la Naturopatía, es también, en realidad, un ayuno camuflado. Tres días sin comer otra cosa más que pan seco, sin NADA PARA BEBER; al cuarto día, bebida ilimitada de vino liviano y algo de alimento, combinado con paquetes húmedos durante la noche. Semejante "cura para caballos" causa una tremenda eliminación, si puede soportarse su severidad. Schroth[63] tuvo un éxito maravilloso y una reputación mundial, pero muchos de los que se habían sometido a este rápido tratamiento vinieron a mi sanatorio; les encontré un corazón muy debilitado y carecían en mayor o menor grado, de eficiencia elástica tisular. Lea de nuevo la lección V, y comprenderá la razón de una vez. Yo utilizo los mismos principios de esta cura en una forma mejorada, en casos donde no hubo reacción con un ayuno líquido o por la dieta amucosa, de esta manera: 2 o 3 días, nada más que frutas secas seguido por un día de frutas jugosas y vegetales sin almidón, produce una eliminación más eficiente, pero sólo es aconsejable para personas relativamente "fuertes".

Existen cientos de otras curas dietéticas en el "mercado" y de vez en cuando una de ellas se pone de moda; desde el ayuno prolongado y el "ayuno de frutas", hasta las llamadas mezclas "científicamente preparadas" de médicos y no médicos dietistas. El buscador de salud promedio piensa que existe un alimento o mezcla especial, de ser ingerido para su molestia en particular, e intenta de todo, pero siempre en vano, mientras no sepa y comprenda que sólo existe una enfermedad, suciedad interna, residuo y obstrucciones, y que estas obstrucciones deben y pueden ser eliminadas sólamente—y sólo sistemáticamente—por lo opuesto de los alimentos productores de enfermedad y formadores de moco, es decir, por el

"SISTEMA CURATIVO POR DIETA AMUCOSA"

Una dieta amucosa, consistente en frutas y hierbas, es decir, vegetales de hoja verde, considerados "fuera de moda" desde el tiempo de Moisés, el gran dietista y ayunador (Véase el Génesis).

Cuanto más aprendemos acerca de las leyes naturales que rigen y gobiernan nuestra salud, menos necesitamos temer el ataque destructivo de la enfermedad. Sólo a través de una dieta libre de moco podemos esperar eliminar la acumulación de residuos y obstrucciones depositadas en los tejidos del cuerpo durante toda una vida de alimentación incorrecta. Dé al cuerpo una corriente sanguínea limpia y funcionará en armonía como estaba destinado por la naturaleza.

[60] El reverendo Sylvester Graham (1794-1851) fue un ministro presbiteriano y reformador dietético en los Estados Unidos. Propuso el vegetarianismo, la templanza y el control de los impulsos sexuales por medio de un estilo de vida limpio. Hoy en día es mejor conocido por haber inventado el pan y las galletas Graham.

El Dr. Emmet Densmore (1837-1911) fue un médico, inventor, escritor y gran partidario de una dieta progresiva de frutas y vegetales. Fue autor de varios libros influyentes en el tema de la salud, incluyendo: The Natural Food of Man: A Brief Statement of the Principal Arguments against the Use of Bread, Cereals, Pulses, and All Other Starch Foods (1890) y How Nature Cures: Comprising a New System of Hygiene (1892). También inventó la máquina de escribir Densmore junto con su hermano.

[61] La "dieta de alimentos crudos" o una dieta crudivegana, se refiere a la práctica de consumir alimentos de origen vegetal, crudos, sin procesar y a menudo orgánicos, como gran porcentaje de la dieta. En la práctica, algunos partidarios de los alimentos crudos consideran aceptable el uso frecuente de licuadoras, procesadores de alimentos, extractores de jugo y deshidratadores, aunque otros practicantes lo consideran como formas de procesamiento y, por ello, los evitan. Algunos también comen alimentos crudos o incluso formadores de moco de vez en cuando. El término "vegano" fue acuñado por Donald Watson en 1944 para establecer una distinción entre una persona que se abstiene de todos los productos de origen animal, incluyendo huevos, queso, pescado, etc., y el vegetariano que evita el consumo de carne, pero aún consume ciertos productos de origen animal. Una vez que todos los productos de origen animal sean eliminados, la dieta amucosa se convierte, por definición, en vegana. No obstante, debería evitar muchos alimentos considerados aceptables en el veganismo y el crudivorismo, o transicionarse lejos de ellos al practicar el *Sistema curativo por dieta amucosa.*

[62] Muchas personas erróneamente creen que el trabajo de Ehret es inherentemente, o únicamente, sobre el crudivorismo o frugivorismo. Sin embargo, como puede ver, Ehret realza alejarse de los alimentos formadores de moco por encima de todo. Aunque los niveles más elevados de la dieta amucosa involucran alimentos crudos y amucosos, Ehret recomienda el uso de los alimentos cocidos y amucosos, e incluso algunos artículos ligeramente formadores de moco cuando sea necesario durante la

Dieta de transición. Los detalles acerca de la dieta de transición serán discutidos más adelante en el libro.

[63] Johann Schroth (1798-1856) fue un pionero naturópata y transportista austriaco. A la edad de 18 años, trató exitosamente la rodilla lastimada de un caballo utilizando compresas frías. Con el tiempo, ganó una reputación como sanador de los animales domésticos y, posteriormente, aplicó sus métodos en los seres humanos heridos. Alrededor de 1830, Schroth fundó un centro de rehabilitación en Bad Lindewiese que creció gradualmente en prominencia. Introdujo el uso de los baños de vapor y las envolturas corporales como medios de curación naturopática. Después de observar que los animales enfermos se rehusaban a comer, Schroth propagó la idea de una dieta estricta para los seres humanos, la cual incluía un régimen de días intermitentes de ayuno seco y líquido. Sus métodos fueron promovidos por buscadores de curación natural, como medios de purificación y desintoxicación del cuerpo entero.

Confusión en la dietética—Parte 3

Lección XIII

Después de esta severa crítica de todas las dietas importantes, debo admitir que no se puede negar que todas ellas han aportado considerables adelantos al desarrollo de la solución dietética, al problema alimenticio y a la curación de las enfermedades por medio de la dieta.

Revisando todo el desarrollo durante los últimos 25 años, este hecho permanece. Con el progreso de la Química, los expertos médicos llegaron a la siguiente conclusión: "Sabemos ahora exactamente todos los elementos contenidos en el cuerpo humano, y también sabemos qué comer para la elaboración—el reemplazo de las células gastadas y para producir vitalidad, eficiencia, fuerza y calor".

Usted aprendió en lecciones anteriores por qué esas conclusiones están equivocadas y han producido la moda de la "proteína" y más tarde la moda de las "sales minerales", y ahora la última moda, siendo aquella de los "alimentos crudos" . Sin conocimiento de la gran "incógnita", sus conclusiones deben estar equivocadas. Esta gran "incógnita" desconocida para los expertos químicos y médicos, desconocida para la persona y buscador de salud promedio, desconocida para los dietistas legos, desconocida para los sistemas dietéticos generales ahora de moda, es "O", en mi fórmula "V" igual "P" menos "O"—el residuo, el moco—, ácidos y venenos, las en el enfermo, al igual que en un cuerpo promedio, llamado "saludable".

En otras palabras: Si la nutrición humana pudiera ser calculada mediante fórmulas químicas y matemáticas, indicándole exactamente qué comer, aún así sería engañado por la naturaleza—sólo mientras cualquier alimento ideal sea introducido y mezclado con este residuo de moco y ácidos que yace en el sistema humano por años de vivir equivocadamente. La naturaleza lo confunde—siempre y cuando no logre reconocer sus hechos y verdades—, pero la naturaleza no se engaña a sí misma. Para el lego promedio, el alimento crudo reacciona más o menos misteriosamente—mientras se mezcle con su propio moco—siempre y cuando agite el moco y sus toxinas que se encuentran en el cuerpo enfermo e inmundo y elimine estos venenos. Todos los legos y expertos que cubren el movimiento dietético actual se encuentran perplejos, confundidos, ignorantes y aún en completa oscuridad ante el hecho de que, por lo general, la persona promedio *primero empeora*, desarrollando a veces forúnculos y toda clase de llagas cuando comienzan lo que ellos creen es la mejor y más correcta dieta, viviendo en una radical dieta de frutas, amucosa o de alimentos crudos.[64]

"Dígame qué debo comer", gime el enfermo, "quiero un menú diario para mi enfermedad en especial" (como una prescripción de drogas), y considera que con eso es suficiente. Cuando comienza la eliminación, dice: "Estos alimentos no me sientan bien", en vez de reconocer que la dieta de transición ya ha comenzado a disolver y eliminar moderadamente el viejo residuo en el cuerpo—con alguna perturbación, por supuesto. Usted debe hacerles ver la necesidad de soportar este inconveniente temporal y de que deben considerarse realmente afortunados por estar capacitados para continuar con su trabajo diario, en vez de tener que someterse a una operación, lo que significaría meses en el hospital. Los alimentos coinciden con ellos, pero ellos no coinciden con los alimentos.

Ahora puede comprender por qué la dieta amucosa es un sistema en el cual cada cambio tiene ciertos deberes por cumplir—como una dieta curativa para ser aplicada sistemáticamente de acuerdo con la condición del enfermo.

Ahora comprenderá por qué y de qué manera difiero de los demás. El *Sistema curativo por dieta amucosa* no es una colección de diferentes menús para cada enfermedad; tampoco son combinaciones "inventadas" de alimentos valiosos y nutritivos. No es parecido a una prescripción médica o a una compilación de dietas comunes adecuadas para todas las enfermedades, sino un sistema de cambios y mejoras dietéticas—un sistema de eliminación dietética de materia enfermiza, residuo, moco y venenos; un sistema de cambio y mejora gradual en la dieta como una dieta curativa hacia y hasta el alimento ideal y natural de los seres humanos—FRUTAS SOLAMENTE—, o frutas y vegetales de hoja verde—LA DIETA AMUCOSA.

Por lo tanto, es un método progresivo diferente, modificado científica y sistemáticamente, así como supervisado personalmente, en cada caso, para "comer su propia cura", combinado con cortos o largos ayunos, si se considera necesario.

Es un proceso curativo *por el que toda persona enferma debe* someterse si desea ser curada perfectamente; es un proceso dietético exclusivamente "curativo y sanativo, reconstituyente y regenerador", basado en el uso de alimentos naturales e inofensivos para la humanidad, "acuñado" y establecido biológicamente por el Creador en el Génesis—"FRUTAS Y HIERBAS" O "DIETA AMUCOSA". La naturaleza hará su parte si le damos la oportunidad. Pruébelo usted mismo y vea los resultados.

---

[64] En general, la remoción de residuos e impedimentos fisiológicos se conoce como "eliminación" por los practicantes de la dieta amucosa de hoy en día. Además de la remoción de residuo físico del cuerpo, el término también puede ser asociado con los incómodos síntomas que pueden surgir durante un período de gran curación.

El término "crisis curativa" es un término naturópata comúnmente utilizado y relacionado, el cual se refiere a un intenso período de limpieza física y emocional. Los síntomas comunes incluyen la expectoración de distintos colores de moco mediante todos los orificios, fiebre, dolores y molestias, dolores de cabeza, mareos y vértigo, cambios de humor, diarrea, vómito, pérdida de apetito, depresión o ansiedad, palpitaciones cardíacas, dolor localizado en la zona de obstrucción, etc.

Tabla de Ragnar Berg (revisada)

Lección XIV

Puede usted comprender ahora que el problema dietético no se resuelve como la persona promedio imagina, mediante el simple conocimiento de qué alimentos son mejores y de cuáles componen la dieta amucosa. Le fueron enseñados en lecciones anteriores, conocimientos desconocidos por los demás—qué sucede y qué debe suceder en el cuerpo humano si el enfermo sólo come los "mejores alimentos" o se somete a un largo ayuno. Más tarde aprenderá cómo esta agitación y eliminación del moco, mediante los "buenos alimentos" y el ayuno, puede y debe ser controlada por usted mismo, el médico o dietista tratante.

Ahora puede ver de qué poco valor y cuán nocivo le resulta al buscador de salud promedio, atiborrar su estómago tres veces al día con terribles mezclas de "buenos alimentos", "combinaciones de alimentos crudos" (en la creencia de que bastará sólo con los alimentos crudos), sin ningún plan o sistema—sin ninguna consideración por la enfermedad, ni de sus condiciones físicas y mentales.

A pesar de mi antipatía hacia los "maniáticos", presentaré una selección de tablas elaboradas por uno de los expertos más avanzados de la Química Fisiológica—Ragnar Berg, del laboratorio especial para la investigación de los alimentos en el sanatorio del Dr. Lahmann en Alemania.

Nota del editor por el Prof. Spira sobre la Tabla Berg: La tabla original de Ragnar Berg puede ser problemática y bastante confusa para los lectores primerizos, y muchos practicantes de la dieta amucosa de hoy en día, han querido ver nuevas ediciones revisadas del libro que omitan o mejoren este capítulo de alguna manera. En última instancia, el propósito de la tabla de Berg era mostrar que Ehret no estaba solo en la creencia de que los alimentos formadores de ácido eran perjudiciales para el cuerpo. El problema es que muchos de los elementos de la tabla original, que en realidad son grandes formadores de moco y ácido, están listados como ligadores de ácido.

Ehret intenta explicar que las tablas se deben tomar con *un grano de sal.* En el material que precede a la tabla de Berg en el texto original, Ehret explica: "La mayoría de los alimentos que él [Berg] llama 'formadores de ácido' es lo que yo llamo 'formadores de moco', y a lo que él llama 'ligador de ácido', es decir, alimento no ácido, es casi exactamente lo que yo llamo 'amucoso'". Las palabras clave son "la mayoría" y "casi exactamente". Luego explica: "El mero hecho de que algunos alimentos dados en la lista son 'ligadores de ácido', no significa necesariamente que endoso su uso. Esta lista se da únicamente como una comparación y debe ser estudiada por lo que vale. Por favor, entienda, que yo no estoy endosando las teorías de Berg".

Sin embargo, la mayoría de los lectores tienden a asumir que la tabla está destinada a ser una "tabla de alimentos amucosos contra formadores de moco". El capítulo es más bien un intento de ilustrar sus teorías de alimentos formadores de ácido contra alimentos alcalinos utilizando el trabajo de sus compañeros. La mayor parte de lo que Ehret ha publicado supera el paso del tiempo. Sin embargo, los escritos que no tienden a hacerlo, representan sus intentos de diálogo con sus contemporáneos, de los cuales él estaba muy por delante.

A efectos de esta vigésima primera edición educativa de la *Dieta amucosa*, he tomado una gran libertad editorial para proporcionar una lista claramente definida de alimentos formadores de ácido (formadores de moco y pus) y alimentos ligadores de ácido (amucosos), como he llegado a conocerlos. También he añadido nuevas categorías de estimulantes formadores de ácido que no necesariamente son formadores de moco, pero aún son perjudiciales para el cuerpo y debe evitarlos o transicionarse lejos de ellos. Uno de los aspectos más útiles de la tabla de Berg fue su lista de frutas y vegetales. He incluido casi todos los alimentos de la lista original, junto con muchos otros artículos de uso común hoy en día.

Tenga en cuenta que esta no es una lista de "qué alimentos recomiendo" en la dieta amucosa, sino una lista objetiva de alimentos formadores de moco y ácido contra no formadores de ácido. No recomiendo todos los artículos que son técnicamente libres de moco, y hay algunos artículos formadores de moco que pueden ser un componente importante en su transición. Muchos de los vegetales amiláceos o frutas grasosas en esta lista, pueden ser usados durante la dieta de transición. También incluyo una sección de vegetales que son completa o *relativamente* libres de almidón. A pesar de que pueden contener un poco de almidón, algunos de ellos han sido identificados como excelentes vegetales para utilizar durante la transición. Además, más adelante en el libro, Ehret explicará cómo el cocer ciertos vegetales amiláceos "mejora" sus capacidades depurativas. Algunos vegetales que son bastante amiláceos en su estado crudo se vuelven relativamente amucosos cuando se cuecen ligeramente. Los alimentos **formadores de pus** y **bastante formadores de moco** enumerados a continuación, son aquellos que deben ser evitados desde el comienzo si es posible. Pero los artículos **moderada** o **ligeramente formadores de moco** pueden ser utilizados con eficacia durante la transición. Esta no es una lista exhaustiva de los alimentos, pero los más comunes son abordados. Finalmente, la DIETA DE TRANSICIÓN de Ehret le mostrará cómo utilizar los alimentos formadores de moco menos dañinos para alejarse de los peores. Todos estos asuntos se estudiarán en los próximos capítulos.

LISTA DE ALIMENTOS FORMADORES Y LIGADORES DE ÁCIDO (AMUCOSOS) DEL PROF. SPIRA

ALIMENTOS FORMADORES DE PUS, MOCO O ÁCIDO

Carne (formador de pus)

Sangre de animales

Huevos (toda clase)

Manteca de cerdo

Carne (res, pollo, caballo, perro, cordero/borrego, pavo, ternera. Puerco: tocino, jamón, salchicha, jamón de pierna, chinchulines, manitas de cerdo. Caza: bisonte, búfalo, avestruz, conejo, venado, etc.)

Margarina (hecha con grasa animal)

Pescado (formador de pus)

Crustáceo (cangrejo, cangrejo de río, langosta, camarón)

Pescado (todo tipo)

Moluscos (almejas, ostras, mejillones, caracoles, etc.)

Hueva (caviar)

Salmón

Mariscos

Productos lácteos (formadores de pus)

Mantequilla, vaca

Suero de mantequilla

Queso (toda clase)

Crema

Crème fraîche

Kéfir

Leche (de toda clase y animal; cruda orgánica; descremada, 1 o 2 por ciento, etc.)

Yogur

Cereales (moderadamente formadores de moco)

Cebada

Panes (toda clase; cebada, negro, centeno, blanco, graham, Pumpernickel, Zwieback, etc.)

Granos (toda clase; maíz, harina, kamut, mijo, avena, espelta, arroz blanco o integral, trigo entero o refinado, etc.)

Harina de maíz

Pastas

Pseudocereales (toda clase; amaranto, alforfón, chía, cresta de gallo, cañahua, quinua, etc.)

Frijoles (moderadamente formadores de moco)

Frijoles (toda clase y formas; frijoles negros, frijoles carita, habas, frijoles mantequilla, frijoles cannellini, garbanzos, frijoles edamame, frijoles grandes del norte, frijoles italianos, frijoles rojos, lentejas, frijoles de lima, frijoles mungo, frijoles blancos, frijoles pinto, frijoles de soya, chícharos, ejotes, alubias, etc.)

Nueces y semillas (ligeramente formadores de moco)

Nueces (toda clase; bellotas, almendras, nueces de Brasil, anacardos, castañas, avellanas, maníes, pecanas, pistachos, de Castilla, etc.)

Semillas (toda clase; girasol, calabaza, cáñamo, sésamo, etc.)

Alimentos procesados (grandes formadores de moco y/o pus)

Comida seca de conveniencia

Comida rápida

Comida congelada de conveniencia

Comida envasada de conveniencia

Carne procesada

Confitería, caramelos, dulces (grandes formadores de moco y/o pus)

Productos horneados (toda clase, incluyendo pies, pasteles, postres, etc.)

Caramelos (toda clase; barritas, caramelos, chocolates, dulce de azúcar, azúcar roca, chiclosos)

Gelatina (Jello)

Helado (con lácteos o sin lácteos)

Malvavisco

Bebidas o jarabes ácidos, fermentados o destilados (estimulantes formadores de ácido)

Miel de agave (porque está altamente procesada)

Bebidas alcohólicas (toda clase; ale, cerveza, brandy, champagne, sidra, licor, aguamiel, Porter, ron, sake/vino de arroz, ginebra, vino de hierbas, Lager, vino de fruta, vodka, whisky, tequila, etc.)

Cacao

Café

Té de kombucha

Refresco (gaseosa)

Jarabes (arroz integral, malta de cebada, chocolate, maíz, melaza, saborizante artificial)

Té (toda clase de la familia Theaceae)

Vinagre (blanco, sidra de manzana)

Alimentos y salsas fermentadas (estimulantes formadores de ácido)

Salsa de pescado

Vegetales fermentados (todos; kimchi/repollo y otros vegetales, aceitunas, pepinillos, chucrut/repollo, etc.)

Miso

Salsas con vinagre (salsa picante, ketchup, mostaza, mayonesa, relish, tártara, barbacoa, aderezos para ensalada, salsa, etc.)

Salsa de soya

Alimentos procesados vegetarianos y veganos (moderadamente formadores de moco)

Frituras (maíz, papa, plátano macho, etc.)

Alimentos veganos congelados (gofres, etc.)

Hummus (garbanzos procesados)

Carne in vitro

Margarina

Levadura nutricional

Pasta (libre de huevo)

Jugo 100 por ciento de fruta (posible formador de ácido)

Leches vegetales (granos, nueces, semillas y legumbres, incluyendo la soya, arroz, etc.)

Mantequillas vegetales (nueces, semillas y legumbres, incluyendo la soya, maní, etc.)

Leche vegetal en polvo

Lecitina de soya (aditivo alimenticio)

Tempeh

Proteína vegetal texturizada (imitaciones de carne, incluyendo la de soya, etc.)

Tofu

Productos veganos horneados

Confecciones veganas (toda clase; chocolates, helado, etc.)

Sustituto vegano de queso

Mayonesa vegana

Crema batida vegana

Yogur (a base de plantas)

Aceites (altos en grasa y ligeros formadores de moco)

Aceite (toda clase; aguacate, chía, coco, maíz, semilla de algodón, linaza, pepita de uva, semilla de cáñamo, nuez, oliva, palma, maní, quinua, colza -incluyendo canola-, cártamo, soya, etc.)

Sales y especias (estimulantes y potencialmente formadores de ácido)

Grano de pimienta negra

Pimienta de cayena

Chile en polvo

Cremor tártaro

Polvo de curry

Nuez moscada

Paprika

Pimienta

Sal (de apio, de cristal, yodada, de mar)

Extracto de vainilla

Frutas y verduras con grasa y almidón (ligeramente formadoras de moco)

Alcachofa

Aguacates

Plátano (sin madurar)

Zanahorias (crudas)

Mandioca

Coliflor

Carne de coco

Maíz

Durian

Hongos (champiñones)

Chícharos

Aceitunas

Chirivías

Plátano macho

Calabazas

Patatas blancas, crudas u horneadas

Calabazas crudas (de invierno, bellota, moscada)

Camotes crudos

Colinabo

Nabo

ALIMENTOS LIGADORES DE ÁCIDO, NO FORMADORES DE MOCO O AMUCOSOS (LIBRES DE MOCO)

Vegetales de hoja verde (amucosos)

Rúcula

Col china

Repollo

Berza

Diente de león

Col rizada

Hierbas de hoja verde (albahaca, perejil, cilantro, romero, tomillo, etc.)

Lechuga (verde, roja, romana, mantecosa, iceberg)

Mostaza

Espinaca

Acelga

Nabo

Berro

Vegetales crudos: Raíz, tallo, fruto (completa o relativamente libres de moco y almidón)

Espárrago

Rábano negro, con cáscara

Brócoli

Coles de Bruselas

Apio

Pepinos

Diente de león

Eneldo

Endibias

Cebollas verdes

Rábano picante, con cáscara

Puerros

Cebollas

Pimientos (verde, rojo, amarillo o naranja)

Remolachas

Ruibarbo

Vegetales marinos

Germinados (alfalfa, brócoli, hoja verde, rábano)

Remolachas azucareras

Tomates

Rábano joven

Calabacín

Vegetales horneados: Raíz, tallo, fruto (Completa o relativamente libres de moco y almidón)

Calabaza bellota (horneada)

Espárrago

Brócoli (al vapor u horneado)

Coles de Bruselas (al vapor)

Calabaza moscada (horneada)

Zanahorias (al vapor)

Coliflor (al vapor u horneada)

Chícharos (al vapor)

Pimientos (verde, rojo, amarillo, naranja)

Calabazas (al vapor u horneadas)

Calabaza espagueti (horneada)

Camote (horneado)

Calabacín (al vapor u horneado)

Frutas maduras (amucosas)

Manzanas

Albaricoques

Plátano

Cerezas negras

Zarzamoras

Naranja sanguina

Cantalupo

Cerezas

Toronja

Uvas

Tangelos

Melón verde

Limones

Mandarina

Mangos

Nectarina

Naranjas

Duraznos

Peras

Piña

Ciruelos

Granadas

Ciruela pasa

Uva pasa

Frambuesas

Cerezas agrias

Fresas

Cereza dulce

Tangerinas

Sandía

Frutas secas u horneadas (amucosas)

Manzanas

Albaricoques

Plátano

Moras azules

Cerezas

Arándanos agrios

Grosellas

Grosellas secas

Dátiles

Dátiles secos

Higos

Higos secos

Uvas/pasas

Kiwi

Mango

Duraznos

Peras

Piña

Ciruelos/ciruelas pasas

Fresas

Mermeladas 100 por ciento de fruta, jarabes y miel

Agua de coco

Mermeladas de fruta (sin azúcar añadida)

Jarabe de arce auténtico (100 por ciento, sin preservativos)

Miel (abeja)

Dieta de transición

Lección XV

Se le enseñó en las lecciones precedentes cuáles son los mejores alimentos, así como también cuáles son los malos y los peores.[65] Usted sabe perfectamente qué pasa en el sistema y por qué razón—lo que sucede en el cuerpo humano con los buenos, así como los malos alimentos. Ha aprendido que incluso los mejores alimentos, los cuales poseen las más altas y vigorosas propiedades curativas, pueden llegar a ser perjudiciales e incluso peligrosos en el comienzo, si no son usados cuidadosamente; que se mezclan con la inmunda mucosidad y demás venenos que desprenden en el cuerpo, de este modo se envenenan y entran a la circulación en esta condición ponzoñosa.

Todo es perfectamente realizado por la Naturaleza a través de los evolutivos cambios, desarrollos y logros progresistas, y no por medio de catástrofes. *Nada es más incorrecto* que la errónea idea de que una enfermedad crónica de hace décadas puede ser curada *mediante un prolongado ayuno* o una estricta dieta de frutas radicalmente extendida. "Los molinos de la Naturaleza muelen despacio, pero seguro".

Mi experiencia de más de 20 años, cubriendo mayormente los casos más extremadamente severos de toda clase de enfermedades, ha comprobado que lo mejor y más seguro para cada paciente al empezar una cura, especialmente al comedor mixto, es una DIETA DE TRANSICIÓN, cuidadosamente seleccionada y progresivamente cambiante. Mientras los alimentos equivocados (alimentos de la civilización) sean usados en parte, yo le llamo una DIETA CO-MUCOSA. La transición significa el lento cambio de los alimentos generadores de enfermedad hacia los alimentos curativos, a lo que yo llamo la DIETA AMUCOSA.

La velocidad de la eliminación depende de la cantidad y calidad del alimento, y por lo tanto puede ser controlada y regulada de acuerdo con la condición del paciente. El peor hábito y, por mucho, el menos saludable, es aquel del DESAYUNO PESADO. Si desea asegurar los mejores resultados, ningún alimento sólido debe ser ingerido temprano por la mañana. Está permitido tomar la bebida a la que usted está acostumbrado, pero nada más. Si al comienzo encuentra dificultad en hacer esto, puede volver a beber luego, de manera que su almuerzo se tome con un estómago vacío. Esto es tan importante, que *un buen número de enfermedades ligeras, pueden ser curadas* mediante el denominado "PLAN SIN DESAYUNO" por sí solo (Este tema se trata en más detalle en las lecciones de Ayuno 18, 19, 20 y 21).

Lo mejor es que no se coman más de dos comidas diarias, aunque la cantidad que coma sea equivalente a la de tres o cuatro comidas. Luego, cuando el estómago esté más limpio, puede comer como desayuno un platillo de frutas frescas de temporada, si así lo desea. Si es posible, la primera comida, el almuerzo, debe comerse entre las 10:00 y 11:00 de la mañana, y la cena no antes de las 5:00 o 6:00 de la tarde. Otra regla muy importante cuando se come para curarse, es la SIMPLICIDAD; es decir, no mezcle demasiadas clases de alimentos en una sola comida. Cuente el diferente número de artículos en la comida promedio de hoy en día y el total le alarmará.

NUNCA BEBA DURANTE UNA COMIDA. Si está acostumbrado a alguna bebida con su comida, *espere un momento después de haber comido,* antes de beber. Las sopas deben ser evitadas durante las comidas, ya que cuanto más líquido se tome, más dificultad para la digestión apropiada. Si desea una bebida caliente, como un desayuno durante el invierno, por ejemplo, prepare un caldo cocinando por un largo tiempo diferentes clases de vegetales, tal como espinacas, cebollas, zanahorias, repollo, etc., y BEBA SOLAMENTE EL JUGO.[66]

Menús para la primera quincena

ALMUERZO: Ensalada mixta, consistente en zanahorias crudas, ralladas, ensalada de col[67] o ambas, por partes iguales, y dos o tres cucharadas de un vegetal cocido o enlatado, tal como los chícharos, ejotes o espinacas. Agregue a esto uno de los siguientes artículos (de acuerdo con la temporada): pepinos, tomates, cebollas verdes, lechuga o cualquier otro vegetal de hoja verde, apio, etc., pero sólo en la cantidad suficiente para dar sabor.

Puede preparar un aderezo con aceite, de acuerdo a su gusto, si se desea, utilizando jugo de limón en vez de vinagre—sólo con el objeto de darle sabor.[68] El resto de la comida debe consistir de un vegetal horneado o cocido, tal como coliflor, remolachas, chirivías, nabos, calabazas, etc. Si aún siente hambre, puede comer un pequeño camote horneado o una rebanada de pan tostado, de centeno o trigo integral.[69] Las grasas de cualquier clase, incluyendo la mantequilla común, son antinaturales y por lo tanto no deben comerse. Sin embargo, si tiene antojo por ellas, es mejor que utilice mantequilla de maní sobre su pan.

Durante los meses de invierno, cuando los vegetales verdes no estén accesibles, pueden utilizarse los vegetales enlatados.[70] Beba en la mañana el jugo por separado y mezcle los chícharos, ejotes o espinacas, etc., con la ensalada de col y zanahorias crudas, descrita arriba. El objeto de este menú es proveer la "escoba", proporcionar los medios de limpieza mecánica del tracto digestivo, mediante cantidades de vegetales sin almidón, en su estado crudo, horneado y cocido. Ésta puede ser llamada la "Ensalada mixta estándar de Ehret", la tan frecuentemente hablada "escoba intestinal", tan necesaria para la eliminación apropiada de los venenos almacenados, siendo ahora desprendidos durante la limpieza de casa en el cuerpo.

CENA: Mezcle (mitad y mitad) una fruta cocida, tal como puré de manzana, albaricoques secos y cocidos, duraznos secos y cocidos o ciruelas pasas cocidas junto con queso cottage[71] o con puré de plátanos muy maduros, endulzados con azúcar morena o miel al gusto.

Los plátanos sólo convienen a un estómago que tenga poco moco o ácido.

Menús para la segunda quincena

ALMUERZO: Primero una manzana horneada, puré de manzana u otra fruta seca y cocida. Después de diez o quince minutos, una ensalada mixta como se recomienda en el primer menú, y pan integral tostado de trigo o centeno, si aún siente hambre. La mantequilla de vaca debe ser gradualmente evitada y reemplazada por una mantequilla vegetal o de nueces, durante la transición. Al permitir que los vegetales cocidos se remojen en la ensalada durante 10 o 15 minutos, sirve para el propósito de un aderezo.

CENA: Un vegetal cocido u horneado, como se sugiere en el primer menú, seguido por una ensalada de vegetales consistente de lechuga y pepino o apio crudo, y un poco de ensalada de col.

Menús para la tercera quincena

ALMUERZO: Durante el verano, éste debería ser una comida exclusivamente de fruta—sólo una clase. En invierno, una fruta dulce seca, por ejemplo, ciruelas pasas, higos, uvas pasas o dátiles, comido junto con manzanas o naranjas; o las frutas secas pueden ser masticadas junto con unas pocas nueces, seguido por frutas frescas. Si al comienzo esto no logra satisfacerlo, espere 10 o 15 minutos, luego coma unas cuantas hojas de lechuga o un vegetal frío, ya sea crudo o cocido, *pero sólo una pequeña cantidad.*

CENA: Una ensalada mixta como se sugiere en el primer menú, seguido por un vegetal horneado.

Menús para la cuarta quincena

ALMUERZO: Frutas como en los menús anteriores.

CENA: Primero coma frutas, ya sean horneadas, cocidas o frescas, seguidas poco después por un vegetal cocido frío, o mejor aún, una ensalada de vegetales.

Si encuentra que está perdiendo peso muy rápido, la eliminación debe ser ralentizada, comiendo pan o patatas[72] después de los vegetales. Si al comienzo siente un intenso antojo por carne—un gran anhelo que no puede resistir—, ese día solamente coma vegetales y NADA DE FRUTAS.

Un misterio disuelto

La razón por la cual los médicos e incluso los naturópatas, por lo general, así como el lego, no creen en la dieta de FRUTAS o en la dieta AMUCOSA, es simplemente ésta: Quienquiera que experimente esta dieta curativa *sin tener experiencia*, ya sea sano o enfermo, pierde su fe tan pronto como se presenta una crisis y cree "enfermarse seriamente"; es decir, un día en el cual una gran cantidad de residuos, desechos, moco y otros venenos disueltos son reintroducidos a la circulación; un día de gran eliminación. Esto produce al mismo tiempo un fuerte y casi irresistible antojo por los alimentos equivocados y, por extraño que parezca, el paciente siente un fuerte anhelo por los alimentos equivocados que alguna vez fueron sus preferidos. Esto se explica por el hecho de que la naturaleza está eliminando el residuo de esos alimentos, y cuando están en la circulación, el antojo y deseo es naturalmente producido.

Es por eso que resulta de extrema importancia que cada comida de una dieta curativa y depurativa *abandone el cuerpo* lo más pronto posible. Al mezclarse con los venenos desprendidos y disueltos, causan dichas "incómodas" condiciones—un hecho que nunca antes fué perfectamente comprendido, ni explicado.

Bajo ciertas circunstancias, ciertos alimentos se muestran más laxantes. *Por lo tanto, coma los alimentos que personalmente encuentre ser más laxantes para su cuerpo.* Si no experimenta un movimiento intestinal regular antes de acostarse, ayúdese siempre con un enema, un laxante o ambos.[73] Comer unas pocas ciruelas pasas antes de ingerir las demás frutas, constituye un benéfico laxante natural, el cual encontrará, sin duda, muy eficiente.

Una gran asistencia para la eliminación, la cual puede ser usada durante el período de la dieta de transición, hasta que sus intestinos sean limpiados de su viejo residuo pegajoso y hasta que actúen libremente gracias a la nueva dieta, es un compuesto vegetal inofensivo, perfeccionado por mí mismo; es la escoba y regulador intestinal más eficiente que se conoce.

Fórmula para la "Escoba intestinal" de Ehret

Las cantidades son dadas en "partes", de modo que usted pueda preparar cualquier cantidad que requiera.

Nota: Todos los ingredientes "molidos" deben estar tan gruesos como el té suelto, y aquellos "pulverizados", tan finos como azúcar en polvo.

Todas éstas son hierbas muy comunes y debería poder adquirirlas, ya sea en su tienda naturista o en cualquier herboristería.

6 partes de HOJAS DE SEN molidas

3 partes de CORTEZA DE ESPINO CERVAL molida

1 parte de PSILIO molido

1/10 parte de CORTEZA DE SASAFRÁS pulverizada

1/2 parte de SEMILLA DE ANÍS NEGRO molida

1/10 parte de HOJAS DE BUCHU molidas

1/2 parte de PSILIO RUBIO molido

1/8 parte de MUSGO IRLANDÉS pulverizado

1/8 parte de AGAR-AGAR granulado

1/2 parte de SEMILLA DE HINOJO OSCURO molida

Mezcle a fondo los tres primeros ingredientes. Luego, combine muy bien los siete restantes y añada esto a la mezcla. Si cuenta con una licuadora, servirá como un mezclador ideal para preparar esta fórmula a base de hierbas.

La "Escoba intestinal" es fácil de usar. Por lo general, una pequeña cantidad, cerca de la que cabe en la mitad de una cucharadita o menos, tomada con un vaso de agua, es suficiente para los adultos. Se puede aumentar o disminuir de acuerdo con su propia reacción.

También puede ser espolvoreada sobre ensaladas o preparada como té: una media cucharadita en una taza de agua hirviendo, retire del fuego y deje reposar durante 10 o 15 minutos. Tiene un sabor fascinante.[74]

[65] Las frutas y vegetales libres de grasa son los mejores alimentos. Los almidones de origen vegetal, granos y grasas, son formadores de moco, pero algunos de ellos pueden ser usados moderadamente durante las fases de transición. La carne y los productos lácteos son los peores alimentos y deben evitarse a toda costa.

[66] Puede ser muy útil usar caldo de verduras para prolongar un ayuno líquido. Sin embargo, esté al tanto de no perder el control y comer los vegetales cocidos, utilizados para preparar el caldo. Los vegetales recocidos no serían los mejores alimentos con los cuales romper cualquier tipo de ayuno.

[67] Cuando Ehret menciona "ensalada de col", se está refiriendo a repollo rallado sin mayonesa o aderezo.

[68] Ehret está en contra del uso de vinagre, aunque él no lo dice explícitamente. Dos veces se menciona que el "jugo de limón" puede reemplazar el vinagre para los aderezos. Algunas personas creen que el vinagre o los alimentos fermentados se vuelven alcalinos después de su ingestión. Sin embargo, Ehret sugiere que los únicos alimentos ácidos que naturalmente se vuelven alcalinos durante la digestión son los "frutos ácidos", crudos y madurados al sol. Aunque el vinagre no deje moco detrás, es sin duda un formador de ácido. También es un común provocador de recaídas, que lleva a un practicante de la dieta amucosa a desear peores alimentos formadores de moco. Por lo tanto, lo mejor es evitar el vinagre.

[69] Muchos practicantes de la dieta amucosa son capaces de utilizar los productos de trigo, durante la transición, sin mayores problemas. Pero al igual que la intolerancia a la lactosa, la capacidad de las personas para tolerar ciertos alimentos de moco está comenzando a disminuir. En los últimos años se ha prestado más atención a los efectos negativos de los productos de trigo, a medida que las personas comienzan a experimentar negativas reacciones fisiológicas hacia ellos. Si usted es sensible al gluten de trigo (moco), entonces evite su uso. Encuentre pan que esté preparado a base de granos libres de gluten, tal como la quinua o el trigo sarraceno. Sin embargo, evite los artículos libres de gluten que utilicen harina de arroz, almidón de patata u otros artículos excesivamente pegajosos. Hay que destacar que si cualquier clase de pan es utilizado durante la transición, debe ser tostado apropiadamente para ayudar en su eliminación. También debe ser 100 por ciento de granos (preferiblemente germinados), tener tan pocos

ingredientes como sea posible, bien tostado y comido hacia el final de su comida de vegetales. Además, es ventajoso que no coma ningún pan tostado en las comidas de vegetales posteriores a un ayuno, especialmente a medida que se vuelve más avanzado. Es conveniente que tales comidas sean amucosas. Tenga en cuenta, que los artículos formadores de moco y libres de trigo pueden producir los mismos negativos efectos fisiológicos, que aquellos con gluten. Si este es el caso, entonces este tipo de formadores de moco necesitará ser eliminado temprano en su transición.

[70] Ehret escribió la *Dieta amucosa* antes de la existencia de los supermercados de hoy en día, que ofrecen una amplia variedad de frutas y vegetales frescos de todas partes del mundo, durante todo el año. Siempre es mejor usar las frutas y vegetales crudos para sus comidas de transición, cuando estén disponibles. Las frutas y vegetales congelados también pueden ser usados cuando haya pocos productos frescos. Si no hay productos agrícolas frescos disponibles, los artículos enlatados se pueden utilizar según lo especificado por Ehret. Si se utilizan, asegúrese de obtener latas que no contengan preservativos, azúcar o jarabe de maíz.

[71] Un elemento sorprendente que Ehret sugiere que la gente use en las primeras etapas de la transición es el queso cottage. Aunque es un lácteo y ciertamente un formador de moco, elimina relativamente mejor que otros productos lácteos. El yogur cae también en esta pequeña categoría de productos lácteos de transición. Esto puede ser algo para explorar si viene de una dieta particularmente mala. Sin embargo, ciertamente no es un requisito. Si no tiene antojo o no siente la necesidad de consumir queso cottage, es aconsejable que no lo haga – y ciertamente no es algo para ser consumido después de haber estado en la dieta de transición por un periodo prolongado de tiempo.

[72] Por norma general, es aconsejable hacer la transición hacia el camote horneado, tan pronto como sea posible.

[73] La palabra "enema" se refiere a la inyección de líquido a través del ano, con el propósito de la depuración y evacuación de los intestinos. Muchos practicantes de la dieta amucosa utilizan los enemas regularmente y lo consideran una forma de higiene personal. Los enemas o "baños internos", serán discutidos por Ehret en las próximas lecciones. La palabra "laxante" se refiere a un alimento que estimula la evacuación de los intestinos. Hay que subrayar que Ehret no promueve el uso de medicamentos laxantes naturales o enemas salinos, tal como los enemas Fleet. Muchos practicantes

de hoy en día de la dieta amucosa utilizan exclusivamente enemas de jugo de limón. Para obtener instrucciones detalladas acerca de cómo realizar enemas de limón, véase *Spira Speaks: Dialogs and Essays on the Mucusless Diet Healing System*, por el Prof. Spira.

[74] Ehret no discute el uso de hierbas medicinales en detalle dentro de la *Dieta amucosa*, excepto en esta sección perteneciente a su fórmula de la escoba intestinal. En *The Definite Cure for Chronic Constipation,* después de discutir el peligro de los laxantes naturales, Ehret menciona lo siguiente acerca de su fórmula:

> Entre los numerosos laxantes en el mercado, aquellos de origen botánico son los menos dañinos. Después de muchos años de experiencia, he preparado una "mezcla especial" de este tipo. Tiene la ventaja de remover las viejas heces sólidas, obstrucciones y moco de los intestinos, sin causar la diarrea y constipación habitual como efectos secundarios. Es para ser utilizado en el comienzo solamente, y no tendrá que ser utilizado continuamente. Tan pronto como los intestinos son depurados de las masas de heces retenidas y otras obstrucciones, y se haya emprendido la dieta amucosa o co-mucosa, usted se dará cuenta de la verdad de los hechos anteriormente señalados (*The Definite Cure for Chronic Constipation*).

En general, Ehret apoya el uso de auxiliares racionales que asistan en la depuración, tal como las hierbas, baños de sol, ejercicio, irrigación del colon, ejercicios respiratorios, etc. El criterio es que ayudan al practicante a eliminar, de manera segura, los residuos constitucionales y transicionarse hacia una dieta libre de moco. Se debe entender que estos auxiliares no realizan la curación, sino que el cuerpo a sí mismo, una vez depurado del residuo. No sería aconsejable confiar demasiado o desarrollar una dependencia física o mental en cualquier accesorio en particular, incluyendo las hierbas medicinales. Con la proliferación de la Medicina moderna, las personas se han vuelto demasiado acostumbradas a conseguir la satisfacción inmediata del tomar píldoras, y las hierbas jamás deberían ser consideradas o tratadas de semejante manera. La curación verdadera no es una "solución rápida", sino una regeneración que proviene de la remoción de todo residuo en el cuerpo. Ehret, tampoco propone el uso de cualquier clase de suplemento nutricional, ya que no cree que el cuerpo puede utilizar químicos aislados y antinaturales, que no procedan de frutas y vegetales frescos. De acuerdo con Ehret, el poder principal de la curación viene de una dieta amucosa con periodos de ayuno racional o, como dijo Hipócrates, "que su medicina sea su alimento y su alimento su medicina".

Dieta de transición—Parte 2

Lección XVI

Recetas especiales de transición

Siendo conocido como un "experto dietista", recibo continuas peticiones por un "libro de dietas" o por lo menos una colección de combinaciones alimenticias, menús y recetas amucosas.

Ya han sido publicados bastantes volúmenes por numerosos dietistas, los cuales están en el mercado. Ellos las llaman "dietas científicas", pero no hay una sola que esté en armonía con la Naturaleza, como lo existe en el reino animal, y que es la SIMPLICIDAD, sin hacer absolutamente *ninguna mezcla.*

Nuevamente debo recordarle que el ganado, por ejemplo, cuando está en estado salvaje, no come absolutamente ninguna otra cosa más que pasto durante toda su vida. No hay animal que combine diferentes alimentos al mismo tiempo cuando come o que siquiera beba entre bocados, con la posible excepción de los animales domesticados, que el ser humano civilizado ha transformado en "comedores mixtos".

El método ideal de alimentación y al mismo tiempo el más natural para los seres humanos, es ingerir una sola clase de fruta fresca, en temporada, y notará pronto después de haber vivido con una dieta de transición por un tiempo, que se sentirá más satisfecho y prácticamente más nutrido con una sola clase de fruta que con cualquier clase de mezclas científicas o alimentos preparados e inventados. Por supuesto que esta condición no puede tomar lugar hasta que su cuerpo esté perfectamente limpio.

Durante la dieta de transición, uso mezclas y combinaciones de alimentos cocidos, al vapor u horneados, por razones técnicas, para llevar a cabo el proceso curativo de mejor manera, bajo un inteligente y sistemático control.

Frutas y vegetales

Mi experiencia me ha enseñado que sólo el apio, lechuga, zanahoria y remolachas crudas, combinan bien con las frutas. En general, lo mejor es no usar más de tres clases en la misma combinación. Siempre use una clase como mayoría o base.

Para un estómago en mala condición, ácido o "mucosado", utilice menús consistentes de más vegetales y muy pocas frutas. Para un estómago en mejor condición o un estómago promedio, utilice más frutas y menos vegetales.

El siguiente es un ejemplo:

1. PARA UN MAL ESTÓMAGO: Tome como mayoría 2/3 de zanahorias crudas y ralladas, apio rallado, o también se pueden usar remolachas ralladas, aunque es mejor utilizar las zanahorias. Agregue 1/3 de plátanos bien maduros, finamente rebanados, y un poco de uvas pasas o rebanadas de higos secos. Ni nueces, ni cereales. JAMÁS MEZCLE NUECES CON FRUTAS FRESCAS.

2. PARA UN MEJOR ESTÓMAGO: Tome como mayoría 2/3 de manzanas ralladas o en rebanadas (o apio o remolachas). Para aumentar la eficiencia de esta combinación en sus agresivas funciones disolventes, como un eliminador de moco y veneno, agregue más uvas pasas, rebanadas de higos secos, miel o una mermelada de fruta.

   El ácido de las frutas disuelve los residuos y produce gases; el azúcar de las frutas se fermenta en el residuo y lo agita, también produciendo gases. Ambos eliminan y es por esta razón que *puede ser peligroso* si obran demasiado intensamente.

Por lo tanto, es aconsejable usar vegetales crudos como una "escoba" más frecuentemente. Por esta misma razón, use frutas cocidas en el comienzo o por lo menos en partes iguales. Por ejemplo, mitad de manzanas crudas y ralladas (con la cáscara) y mitad de puré de manzana endulzado con miel.

Sustituto para una comida "completa"

Éste puede tomarse de vez en cuando, antes, durante o poco después de una crisis, así como para satisfacer un antojo por un alimento equivocado, especialmente rico en grasa. Si bien es demasiado rico, es mucho menos dañino que una comida "completa" y usted lo encontrará muy agradable:

Tome un poco de coco rallado, mezclado o comido junto con puré de manzana, ciruelas pasas cocidas o albaricoques endulzados.

Encontrará que los plátanos muy maduros—o si se encuentran inmaduros, entonces horneados—le satisfacerá cuando esté inusualmente "hambriento".

De vez en cuando, puede servir para este propósito toda clase de nueces ralladas o su manteca, pero son demasiado ricas en proteínas y si son usadas habitualmente producirán moco y ácido úrico.[75]

Mejoramiento de los vegetales "cocidos"

Sólo se debe usar una clase de vegetal cocido por comida. Puede comerse frío o caliente, y mezclado con ensaladas verdes o vegetales crudos.

Si se hierve repollo, zanahorias, nabos, remolachas, coliflor, cebollas, etc., muy lentamente y en muy poca agua, o mejor aún, si son horneados cuidadosamente, se vuelven más dulces, lo cual prueba que los carbohidratos se han desarrollado parcialmente en azúcar de uva, y las sales minerales no son destruidas, ni extraídas. Esto es, de hecho, un mejoramiento y no una pérdida.

En invierno, los alimentos enlatados pueden utilizarse como sustituto de los frescos. Yo difiero de los "fanáticos" crudistas, ya que el valor alimenticio no es importante en una dieta de curación. Es de mayor importancia que el paciente goce y gozará de su cambio dietético durante la transición, hasta que sus gustos y condiciones hayan mejorado.[76]

Recetas especiales "eliminadoras de moco"

1. Uvas pasas e higos o nueces, bien masticados *al mismo tiempo* con cebollas de verdeo. Esto no debe comerse por separado para asegurar los mejores resultados.
2. Se mezclan rábanos picantes, rallados, con miel. Después de mezclar, deje reposar para eliminar el sabor fuerte. La miel se usa solamente como paliativo. 2/3 de rábano picante y 1/3 de miel, o al gusto. El rábano común, especialmente el rábano negro, también puede usarse de la misma manera o rebanado finamente y comido por sí solo en una ensalada. A los tísicos que tosen sin expectoración, proporciónele una cucharada de vez en cuando. Hay una cantidad sorprendente de sales minerales en los rábanos, especialmente en el rábano negro.

Receta para un disolvente especial del moco endurecido y del ácido úrico

Con la siguiente receta curé a una mujer que, después de 6 años de parálisis, quedó completamente normal cuando el ayuno y la dieta amucosa no lograron influir en la recuperación. No puede ser tomada por un estómago repleto de moco. La receta es la siguiente: Tome el jugo y la pulpa de 4 limones. Ralle y pele un limón y mezcle con el jugo. Endulce con miel, azúcar morena o mermelada de frutas al gusto.[77] El propósito de endulzarlo es hacer la mezcla menos agria y amarga.

Aderezos

Esto es verdaderamente una cuestión de gusto personal. Un buen aceite de oliva o aceite para ensalada, junto con jugo de limón al gusto, es simple y sabroso. Una cucharada de mantequilla de maní o mantequilla de nuez, disuelta en agua y con un poco de jugo de limón, es otra receta simple. Agregue cebolla de verdeo finamente rebanada, si así lo desea. La mayonesa casera,[78] que utiliza limón en vez de vinagre, no es especialmente nociva durante la dieta de transición y se puede usar si le agrada. Los tomates cocidos en salsa o una buena salsa de tomate enlatada, mezclada con el aderezo, pueden ayudarle a gozar de la "dieta de transición".

Bebidas

Aunque descontinúe el uso de la sal de mesa, a veces se sentirá muy sediento durante la dieta de transición, debido al moco que está de nuevo en la circulación y a que el residuo de los alimentos antinaturales, descompuestos, comidos con sal durante su vida anterior, es muy salado. Sufrirá de una sed antinatural cuando se encuentren en la circulación. Una limonada ligera con un poco de miel o azúcar morena, aliviará la sed de mejor manera que el agua pura. El jugo de cualquiera de las frutas ácidas o sub-ácidas constituye una buena bebida, la mejor siendo de manzana, si no lo es demasiado dulce. Si su bebida acostumbrada es el Postum,[79] café de cereales o incluso el genuino café liviano, puede ser usado durante el período de transición.[80]

Suplemento a los menús y combinaciones en la dieta de transición

En mi sanatorio, el menú diario "estándar", además de las prescripciones especiales bajo tratamiento personal, era el siguiente:

Una bebida por la mañana

ALMUERZO: Una o dos clases de frutas

CENA: Vegetales, amucosos o co-mucosos[81]

Esta dieta mejora rápidamente las condiciones de la persona promedio llamada sana. Ligeros episodios pueden llegar a manifestarse de una u otra manera, pero una "vieja" enfermedad "crónica" o severa, principalmente causada por un cuerpo envenenado por drogas, debe tratarse mediante menús diarios; prescriptos individual y sistemáticamente, continuamente cambiantes, "aminorando y acelerando", de acuerdo con las condiciones cambiantes del paciente.

El *Sistema curativo por dieta amucosa* NO es una propaganda como el vegetarianismo o el movimiento de los alimentos crudos; es una TERAPIA clínica ALIMENTICIA que debe ser estudiada, aconsejada inteligentemente y prescripta personalmente, así como se hace con las demás terapéuticas y métodos curativos sin drogas.

Esta dieta cura toda enfermedad que es factible curar, debido a que todos los alimentos productores de enfermedad son finalmente eliminados de los menús dietéticos y los nuevos desprenden, agitan y eliminan, limpian, sanan y curan el cuerpo.

Por primera vez en su vida, usted elabora una nueva composición sanguínea, natural y perfecta, como la he definido en la lección 8. Esta sangre renovada remueve y finalmente elimina infaliblemente toda materia enfermiza, a pesar de que su doctor haya fallado en localizarla.

La función de la curación, la "operación sin bisturí", el proceso depurativo y eliminativo, comienza casi inmediatamente y debe ser necesariamente conducido, controlado y supervisado por semanas e incluso meses, para asegurar los resultados apropiados. El conocimiento contenido en estas lecciones es suficiente para capacitar al estudiante a supervisar apropiadamente su propio caso individual.

Los menús, combinaciones, mezclas y recetas son ajustes terapéuticos para imponer la autocuración del cuerpo, llamada enfermedad, y no para suprimirla o detenerla como se hace con las drogas.

El paciente promedio espera que la dieta correcta le ayude de una buena vez; es éste el porqué de su gran deseo por los menús y mezclas curativas. Incluso la mayoría de los médicos más avanzados imaginan que unos pocos menús y combinaciones de un día para otro, es todo el conocimiento necesario.

Todavía no saben la verdad que usted ha aprendido en las lecciones anteriores, que la Fisiología y la Patología están fundamentalmente equivocadas, que todas las ideas actuales acerca de los alimentos y la nutrición son completamente falsas y diametralmente opuestas a la verdad. Por lo tanto, no tienen la más ligera idea qué ocurre y qué debe ocurrir en el sistema humano, si por primera vez en la vida del paciente se agitan y tienen que ser eliminados, por medio de la circulación, residuos y venenos de décadas de antigüedad.

Debe percibir y convencerse de que usted está comenzando una nueva y perfecta revolución, regeneración y rejuvenecimiento de su cuerpo al cambiar su dieta de esta manera, y esto no puede lograrse

en unos pocos días, con la simple ingestión de algunas buenas mezclas y menús.

Recetas co-mucosas

Si se come una pequeña cantidad de alimento amiláceo después de una comida, se denomina DIETA CO-MUCOSA.[82] Pero estos alimentos amiláceos pueden hacerse menos nocivos al destruir o neutralizar, en parte, las propiedades pegajosas del pastoso almidón. Cuanto más se hornee la patata, mejor lo es. El pan bien tostado es mejor.

Siempre que se desee cereales crudos, debe tostarlos primero, y encontrará que funcionan como una buena escoba intestinal, aunque contienen estimulantes. El arroz es un gran formador de moco, porque hace el mejor engrudo, pero puede ser mejorado al remojarlo durante la noche (notará que el agua se vuelve pegajosa y viscosa, con un olor horrible). Escurra el arroz y fríalo u hornéelo un poco.

Una receta co-mucosa a base de pan

Mezcle harina de centeno o harina integral de trigo con zanahorias ralladas (mitad y mitad); agregue sólo suficiente harina blanca para mantener la masa unida; agregue manzanas un poco ralladas y un puñado de nueces ralladas; si lo desea, también algunas uvas pasas. Hornee bien y lentamente. Éste es mejor comido bien tostado o si no después de 2 o 3 días.[83]

---

[75] Ehret señala aquí que comer demasiadas nueces, eventualmente, creará ácido úrico en el cuerpo debido a su alto contenido de grasa. Esta es una de las varias declaraciones que aclaran la "contradicción de las nueces" anteriormente mencionada en las notas.

[76] Este es uno de los aspectos más incomprendidos de la obra de Ehret. Él no considera importante los "valores nutricionales". Lo que es importante es la capacidad de los alimentos de abandonar el cuerpo sin dejar atrás una gran cantidad de desechos metabólicos. Desde esta perspectiva, incluso los alimentos enlatados, libres de moco, potencialmente serían mejores que los crudos, formadores de moco. Hasta la fecha, pocos expertos dietéticos han sido capaces de abandonar por completo los conceptos nutricionales

aditivos y, como consecuencia, fallan en entender este crucial aspecto del enfoque transicional de Ehret.

[77] El jugo de frutas, como manzanas y uvas, también puede ser utilizado como un endulzante. También puede diluir la bebida con agua destilada para obtener una "limonada", aunque esto hará que la bebida sea mucho menos agresiva.

[78] Es aconsejable no utilizar mayonesa que contenga huevo o vinagre. Hoy en día, puede encontrar mayonesa vegetariana, libre de huevo, aunque es difícil encontrar una sin vinagre. En general, he encontrado que durante la transición, el uso de una salsa de tomate fresco, sin azúcar, es un condimento mucho más limpio y sustentable.

[79] Postum es una bebida en polvo de grano tostado, sin cafeína, que a menudo se utiliza como un sustituto del café. Fue creada por C. W. Post, fundador de la compañía Postum Cereal, en el año 1895. Post fue un estudiante de John Harvey Kellogg, quien creía que la cafeína no era saludable. La compañía Postum Cereal eventualmente se convirtió en General Foods, que más tarde fue adquirida por Kraft Foods. Kraft descontinuó la producción de Postum en el año 2007 y vendió sus derechos de producción a Eliza's Quest Food en el año 2013.

[80] Es aconsejable transicionarse lejos del café, tan pronto como sea posible. Es un estimulante muy adictivo y ácido. Entre más limpio esté su estómago, más irritantes le serán tales bebidas. Agua, jugo recién exprimido de frutas o vegetales, son siempre las mejores y más satisfactorias bebidas. Una vez que tenga el hábito de hacer jugo y experimente el gran sabor del jugo natural, le será difícil volver a los estimulantes como el café.

[81] Éste puede ser usado como una norma general en la dieta de transición. Mantener este menú durante largos períodos de tiempo es una buena meta a corto o largo plazo.

[82] La palabra "co-mucoso" se refiere al período de la transición dietética en la dieta amucosa, cuando se utilizan alimentos formadores de moco junto a aquellos amucosos. Los menús co-mucosos son generalmente menos dañinos que los hábitos alimenticios estándar, formadores de moco, de los no practicantes, y son un componente importante de la transición general y los métodos de curación sistemática empleados en el *Sistema curativo por dieta amucosa*.

[83] Hoy en día, muchos panes 100 por ciento de grano pueden ser adquiridos en el supermercado. Normalmente se encuentran en la sección refrigerada de los alimentos saludables o "alimentos orgánicos". Siempre revise los ingredientes y evite aquellos con ingredientes irreconocibles. En general, entre menos ingredientes contenga la etiqueta, mejor.

Dieta de transición

(Recetas vegetarianas revisadas)

Algunas recetas mejoradas de aderezos para ensalada

Lección XVII

Los condimentos son mucho menos nocivos que los alimentos formadores de moco. La sal de mesa, supuestamente venenosa, es un buen disolvente de moco. El comedor de almidones mixto no podría soportar esta dieta sin el uso de sal.[84] Por supuesto, que con una perfecta dieta amucosa, el anhelo y la necesidad por sal será automáticamente eliminado junto con la sed anormal.

ADEREZO FRANCÉS: Ingredientes: 1 cucharada de jugo de limón, 4 cucharadas de aceite, ¼ cucharadita de miel, ¼ cucharadita de sal y ¼ cucharadita de paprika. Mezcle 1 ¼ cucharadas de aceite con los ingredientes secos; revuelva bien. Agregue la miel y el jugo de limón. A medida que el aderezo se espesa debido al batido, agregue el resto del aceite y un poco de ajo para dar sabor, si así lo desea.

Algunas recetas amucosas estándar[85]

Como dije antes, puede llamar a la combinación de zanahorias y ensalada de col, la "ensalada estándar de transición". Ahora le daré la mezcla estándar cocida.

Goulash serbio de vegetales

Cocine en muy poca agua, aceite de oliva o grasa vegetal, rebanadas gruesas de repollo blanco o colorado y algunas rebanadas de cebolla con rebanadas de pimientos, cuando estén en temporada. Concluya la cocción con tomates rebanados; un poco de sal y pimienta, si así lo desea.[86]

El repollo blanco o colorado, junto con cebollas horneadas o asadas en un poco de grasa y salsa de tomate como gravy, es un apetitoso platillo. Puede hacerse lo mismo con coliflores, zanahorias, coles de Bruselas, remolachas con sus hojas, etc.

La idea es hornear tan seco como sea posible y permitirse un agradable e inofensivo sustituto para las chuletas, asados, etc., que usted ha descontinuado.

Algunas sugerencias especiales concernientes a mi "Libro de cocina"

Notará que todos los menús y recetas son sorprendentemente cortos. Si recae en las mismas mezclas glotonas, comiendo alimentos como los describen los libros de cocina vegetarianos e incluso aquellos de alimentos crudos, jamás podrá curarse perfectamente. El menú ideal para los seres humanos es aquel de la "mono-dieta", consistiendo en una clase de fruta de temporada y debo recordarle, una vez más, que no hay animal, en su estado libre, que sea un "comedor mixto" en una comida.

Usted aprendió que utilizo parcialmente alimentos cocidos durante la dieta de transición, y que en el comienzo prevalecen los vegetales. El propósito de esto es *ralentizar el proceso de eliminación*, pues es bien sabido que existen personas que *pueden soportar* un régimen de fruta cocida u horneada, mientras *no pueden tolerar* la misma clase en su estado fresco. El objetivo principal en el comienzo no es obtener alimentos vitales, sino sus propiedades disolventes y eliminativas. Esta vital eficiencia curativa es más perfecta en todas las clases de frutas frescas y resultará ser demasiado agresiva para la mayoría de los pacientes. Esto es ineludiblemente la causa de ideas equivocadas y la razón de que el "ayuno de frutas" posea tan mala reputación, y es por esa misma razón que utilizo, al comienzo de la dieta, frutas cocidas y horneadas para aminorar la eliminación.

Toda vez que se sienta mal, es porque tiene demasiado moco disuelto y probablemente viejas drogas en la circulación; aminore entonces la eliminación, no comiendo frutas crudas e incluso las cocidas en absoluto, y aliméntese por unos días sólo con vegetales crudos o cocidos. *Los vegetales trabajan de manera más mecánica y disuelven menos.*

Más tarde, cuando el residuo más duro sea eliminado de su cuerpo y se vuelva necesario, así como en todos los casos de enfermedad crónica severa, profundizar la eliminación por medio de la nueva sangre al sistema tisular, la dieta debe hacerse más y más estricta, a medida que el proceso curativo continúe.

En las siguientes lecciones aprenderá cómo debe emprenderse un ayuno de frutas, qué es la terapéutica científica del ayuno y, último en orden pero no en importancia, cómo se puede combinar correctamente la dieta amucosa con el ayuno, si se encuentra necesario, así como los detalles y principios del *Sistema curativo por dieta amucosa.*

Nota por Fred Hirsch*[87]*: El profesor Ehret se refiere con frecuencia a haber omitido recetas a propósito, a pesar de las reiteradas peticiones, y dio como su motivo:

> En la naturaleza, tal como existe en el reino animal, no hay absolutamente ninguna mezcla. El método ideal y más natural de alimentación es aquel de la mono-dieta. Una clase de fruta fresca, en temporada, debe constituir una comida, y usted se encontrará mejor nutrido. Por supuesto que esta condición no puede tomar lugar hasta que haya depurado su cuerpo de los venenos tóxicos, moco o llámele sustancias foráneas.

Estamos seguros de que el profesor Ehret habría aprobado y concedido permiso para incluir algunas recetas co-mucosas, particularmente ensaladas, en esta edición del *Sistema curativo por dieta amucosa*, después de haber sido convencido, como nosotros lo hemos sido, que la demanda pública requiere sustitutos de la reconocida preparación de alimentos de hoy en día, si desean afrontar con éxito el método de Ehret. Y así, con este pensamiento en mente, y con la esperanza de convertir a muchos más en practicantes del Sistema de

Ehret, presentamos algunas recetas previamente probadas; utilizadas con éxito en cafeterías saludables, donde las sabrosas y deliciosas combinaciones cocidas brindan una agradable sorpresa al escéptico.

Otros numerosos menús, igualmente sabrosos, se pueden preparar simplemente cambiando ya sea el vegetal cocido o la combinación de vegetales crudos.

La dieta ideal para los seres humanos es aquella de la mono-dieta, y las mezclas son propensas a conducir a la gula, asi que debe tener esto en mente al preparar la comida.

1. SIEMPRE COMA LA FRUTA PRIMERO. La digestión de las frutas maduras se lleva a cabo después de unos minutos de ser ingeridas. Espere 5 o 10 minutos antes de su plato de vegetales.

2. NO BEBA LÍQUIDOS DE NINGÚN TIPO CON LA COMIDA. Toda clase de líquidos (incluyendo sopas) interfieren con la digestión apropiada de una comida. Deben transcurrir al menos treinta minutos antes de beber, previa o posteriormente de haber comido.

3. EL ALIMENTO DEL SER HUMANO SON LAS FRUTAS Y HIERBAS (Génesis 1.29). Con fines de calefacción, los vegetales crudos de hoja verde (perejil, zanahorias, apio, lechuga), combinados con frutas, tanto en su estado natural y cocido, resultará ser más eficaz que una dieta exclusiva en fruta.

4. MEZCLE, PERO POCAS VARIEDADES. Las comidas de fruta deben consistir en no más de dos tipos de frutas en temporada. Su apetito dictará la cantidad a ser ingerida.

5. NUNCA MEZCLE NUECES CON FRUTAS JUGOSAS. Cuando las nueces se comen con frutas como naranjas, manzanas, peras, etc., el agua hace las nueces indigeribles. Las frutas secas, higos, uvas pasas, dátiles, ciruelas pasas, pueden comerse secas junto con las nueces. Mastique el conjunto a fondo. El azúcar de fruta ayuda a digerir las nueces.

6. EL LIBRO DE LA NATURALEZA ES LA SIMPLICIDAD. Entre menos mezclas de alimentos, mejor.

Tres variedades diferentes deben ser suficientes—cuatro o cinco tiende a ser demasiado.

7. EVITE COMER EN EXCESO. La Madre Naturaleza requiere moderación en todas las cosas.

   Los siguientes menús son simplemente dados como ejemplos de cómo combinar y preparar una comida:

Ejemplos de menús

Mezcla de queso cottage y puré de manzana. Agregue uvas pasas, si lo desea. Colóquelo y sírvalo sobre una cama de lechuga.[88]

Un intermedio de diez minutos entre los platillos de fruta y ensalada, puede brindar una oportunidad a la familia para hablar sobre los AGRADABLES acontecimientos del día. Y siempre tenga en mente que la risa ayuda a la digestión.

Ensalada–Ensalada mixta de vegetales naturales

Coliflor horneada: Hierva la coliflor hasta que esté a término medio, luego hornee hasta que esté dorada. Al hornear, utilice una grasa vegetal adecuada en lugar de la mantequilla. Sírvala fría o caliente y agregue un aderezo a su gusto.

Dos piezas de pan integral tostado

Frutas secas (tal como las uvas pasas, dátiles e higos) y nueces de Castilla o Pecanas (masticados juntos)

Ensalada–Ensalada mixta cocida servida sobre hojas de lechuga

Camote horneado

Fruta fresca en temporada, tal como los duraznos, albaricoques, uvas, etc.

Ensalada rusa (tomates, zanahorias, apio, berro, cebollas)

Pan integral tostado

Ensalada de zanahoria y uvas pasas

Goulash serbio de Ehret

Pan integral tostado

Puré de manzana con uvas pasas

Ensalada de col: Rebane finamente el repollo crudo. Agregue jugo de limón para suavizar y deje reposar al menos durante una hora antes de servir. Agregue cebolla picada, apio y zanahorias o chícharos cocidos, una vez fríos. Añada el aderezo al gusto.

Camote horneado

Puré de plátanos maduros con fresas frescas y miel para endulzar

Ensalada de col mexicana

Calabaza banana horneada

Queso cottage y mermelada de albaricoque

Ensalada de lechuga y tomate con aceitunas maduras

Un vegetal cocido, tal como la calabaza horneada

Camote horneado

Manzana horneada con miel

Ensalada eliminativa

Alcachofa horneada

Pan integral tostado

Manzana horneada o puré de manzana

Hojas de remolacha horneadas

Pan integral tostado

Recetas de ensaladas

Ensalada natural mixta: Mezcle en un tazón grande, lechuga finamente cortada; 4 puñados de rábanos, finamente cortados; 4 puñados de tomates picados; 2 puñados de perejil, finamente picado. Agregue aceite y jugo de limón, mezcle a fondo; deje reposar 15 minutos. Sirva con aderezo o salsa de tomate, si así lo desea.

Ensalada de Mayo: Mezcle en un tazón grande, repollo picado; 1 taza de rábanos, finamente cortados; ½ taza de pimientos verdes; 1 ½ taza de tomate picado; 1 taza de cebollas de verdeo, finamente picadas; ½ taza de perejil, finamente picado; y 1 taza de pepino, finamente picado (si se encuentra en temporada). Mezcle a fondo. Agregue 2 cucharadas de jugo de limón y 3 cucharadas de mayonesa. Adorne con aceitunas o rábanos.

Ensalada de apio y manzana: Mezcle a fondo 2 tazas de manzanas en cubos, a las que previamente se les ha agregado jugo de limón para evitar la oxidación, 1 taza de apio picado; ¼ taza de perejil, finamente picado; 1 puñado de uvas pasas; y 2 cucharadas de aceite fresco. Sirva sobre hojas crujientes.

Ensalada de col (deliciosa): Mezcle 2 tazas de repollo rallado; 1 taza de pimientos verdes, finamente picados; y 1 manzana ácida, cortada en tiras de aprox. 1 pulgada de largo. Sal al gusto. Agregue 2 cucharadas de jugo de limón; remoje por 10 minutos. Añada 2 cucharadas de aderezo. Mezcle a fondo. Sirva sobre hojas crujientes de lechuga, decore con pimiento picado.

Ensalada de zanahoria y uvas pasas: Remoje en agua ½ taza de uvas pasas durante aprox. 2 horas. Mezcle a fondo junto con 2 tazas de zanahorias gruesamente ralladas y ½ taza de apio, finamente picado. Agregue 2 cucharadas de aderezo fresco.

Ensalada mixta cocida: Mezcle a fondo 1 taza de zanahorias cocidas; 1 taza de chícharos cocidos; 1 taza de ejotes picados y cocidos; y ½ taza de apio crudo, finamente picado. Agregue el aderezo o salsa de tomate al gusto. Sirva sobre hojas crujientes de lechuga.

Ensalada serbia: Mezcle 1 taza de apio gruesamente picado; 1 taza de repollo rebanado finamente; ¼ de taza de cebollas finamente picadas; ¼ de taza de aceitunas picadas; y 1 cucharada de pimiento picado. Agregue aceite y jugo de limón.

Ensalada de frutas (servida en casquetes de manzana): Seleccione manzanas de buena apariencia. Córteles una tapa y vacíe la fruta. Pique partes iguales de corazones de manzana, piña, toronja y cerezas. Agregue jugo de limón. Espolvoree con coco rallado.

Ensalada mexicana de col: Mezcle 2 tazas de repollo colorado, finamente rebanado; ½ taza de apio picado, 1 taza de frijoles rojos; ¼ de taza de cebolla picada; y ¼ de taza de pimiento picado. Agregue aceite de oliva y jugo de limón.

Ensalada de zanahoria y manzana: Mezcle 1 taza de zanahoria picada; 1 taza de manzana en cubos, remojadas en jugo de limón; ½ taza de apio picado; ½ taza de dátiles finamente rebanados; y cebolla finamente picada para dar sabor. Agregue aceite de oliva y jugo de limón; deje remojar por 15 minutos. Sirva sobre hojas crujientes de lechuga.

Ensalada de verano: Mezcle 1 taza de berro picado; ½ taza de tomate picado; ½ taza de pepino en dados; y ½ taza de apio en dados. Agregue aceite de oliva y jugo de limón. Mezcle a fondo y sirva sobre hojas crujientes de lechuga.

Ensalada rusa: Mezcle 2 tomates en dados; 2 zanahorias medianas, en dados; ½ taza de cebolla finamente picada; 2 ramitas de berro picado; 2 tallos de apio, cortados y cuadreados en longitudes de una pulgada. Mezcle con el aderezo. Sirva sobre una cama de lechuga. Adorne con rodajas de tomate.

Ensalada de espárrago: Cocine espárragos y corte en longitudes de 3 pulgadas. Prepare una cama de lechuga finamente rebanada. Coloque el espárrago sobre la lechuga. Añada aderezo o salsa de tomate, si lo desea.

Ensalada de col y chícharos: Remoje la coliflor en agua y sepárela en trozos pequeños. Mezcle 2 tazas de coliflor, 1 taza de chícharos cocidos, y 1 taza de perejil picado. Agregue aceite como aderezo y sirva sobre hojas de lechuga. Corte las puntas de la coliflor en longitudes de 3 pulgadas. Hierva y separe en trozos pequeños.

Mezcle en porciones iguales. Agregue aderezo. Sirva en hojas de lechuga.

Ensalada brasileña: Mezcle 1 ½ taza de fresas maduras, 1 ½ taza de piña fresca en cubos y 12 nueces de Brasil blanqueadas, finamente rebanadas. Marínelas en 4 cucharadas de jugo de limón. En un plato, organice la lechuga en forma de rosa. Rellene la corona con la mezcla anterior; decore con fresas.

Ensalada de apio y dátiles: Pique partes iguales de dátiles y apio. Sirva sobre lechuga.

Ensalada Waldorf: Mezcle bien 1 ½ taza de manzanas ácidas y crujientes; ½ taza de jugo de limón; y 1 ¼ taza de apio en dados. Escurra el jugo de limón. Agregue salsa de fresa. Sirva sobre lechuga crujiente; decore con nueces de Castilla ralladas.

Ensalada de imitación de pollo: Mezcle 2 tazas de repollo finamente rebanado; 1 taza de apio; 2 cucharadas de cebolla finamente picada; ½ taza de pimiento verde finamente picado; y 1 taza de frijoles rojos cocidos, una vez fríos. Agregue 2 cucharadas de salsa de tomate como aderezo. Mezcle a fondo. Sirva sobre hojas crujientes de lechuga; decore con aceitunas.

Ensalada de zanahoria rallada y espinacas: Agregue jugo de limón a 1 taza de espinaca picada y 1 taza de ensalada de col; deje remojar durante 10 minutos. Prepare platos de ensalada con hojas crujientes de lechuga y organice la sección inferior con ensalada de col, la segunda con espinaca picada y la superior con zanahorias ralladas. Rocíe una cucharada de aderezo y adorne con una aceituna madura en el centro.

Ensalada de eliminación: Mezcle a fondo 2 tazas de espinaca picada, 2 tazas de ensalada de col, 1 taza de chícharos frescos y 1 taza de apio picado. Añada jugo de limón y aceite. Sirva como usted lo desee.

Ensalada de berros: Sirva berros picados y 2 tomates en rodajas sobre una cama de lechuga.

Ensalada mixta: Pique hojas de lechuga y colóquelas en un tazón grande. Mezcle a fondo junto con 2 tazas de tomates picados, 1 taza de apio picado, 1 taza de cebolla picada y ½ taza de perejil picado. Agregue jugo de limón y aceite.

Ensalada de cebolla: Mezcle 2 tazas de repollo finamente rebanado, 1 taza de cebolla morada en rebanadas, 1 taza de tomates picados, y ½ taza de perejil gruesamente picado. Agregue 2 cucharadas de aderezo de limón y aceite o salsa de tomate y mezcle a fondo. Sirva sobre hojas crujientes de lechuga; decore con rábanos.

Recetas de vegetales cocidos

Cebollas rellenas: Seleccione 6 cebollas de buen tamaño. Remueva una rebanada de la parte superior de cada cebolla y sancoche hasta que estén casi tiernas. Escurra y remueva los centros para formar 6 copas. Pique la cebolla cocida que fue extraída y combine con migas de pan blando o pimiento picado y pulpa de tomate para crear migas de cebolla. Añada aderezo al gusto. Rellene las copas de cebolla con la mezcla. Coloque en una cacerola y recubra con migas de cebolla. Agregue ½ taza de agua y aceite (combinados). Hornee hasta que estén tiernas.

Pan de espinaca: Lave a fondo al menos tres libras de espinaca. Cocine en su propio jugo hasta que estén tiernas. Cuele y pique. Deje reposar y agregue 1 cebolla finamente picada y 3 ramas de apio, finamente cortadas. Humedezca con salsa de tomate u otro aderezo. Moldee y hornee en una cacerola a 350 grados F durante 25-35 min. Sirva caliente o frío.

Chuletas de espinacas: Lave a fondo espinaca fresca y hojas de remolacha. Cocine por separado en sus propios jugos, hasta que estén tiernas. Cuele y pique (puede utilizar espinaca enlatada, si así lo desea). Cocine 1 taza de remolachas medianas hasta que estén tiernas, luego córtelas en dados. Guise 1 taza de apio picado, 1 cebolla grande gruesamente rebanada y un pimiento picado en aceite para cocinar, hasta dorarse. Pique todos los ingredientes y colóquelos en un tazón. Moldee en forma chuleta o empanada redondeada. Mezcle 1 taza de maníes o nueces de Castilla, gruesamente picados, y 1 taza de migas de galleta de trigo integral o de pan integral tostado. Sumerja las empanadas o chuletas en la mezcla de migas y fría en aceite de cocina o aceite de oliva. Sirva caliente o frío.

Salteado de camote y zanahorias: Cocine 2 tazas de camote en dados, hasta que esté tierno. Cocine 2 tazas de zanahorias frescas en dados en una olla cubierta con la menor cantidad de agua posible, hasta que estén tiernas o utilice una lata de 8 oz. de zanahorias, coladas. Combine el camote y las zanahorias, saltee en una sartén usando aceite vegetal o aceite de oliva. Sazone al gusto. Espolvoree perejil finamente picado antes de servir.

Picadillo vegetariano: Dore 2 cebollas hervidas y picadas junto con 2 cucharadas de harina integral de trigo, en 4 cucharadas de aceite de cocina. Agregue 2 tazas de agua caliente; cocine hasta que esté listo. Añada 4 tazas de habas cocidas, 1 taza de chícharos cocidos, 1 taza de apio picado, 4 tazas de migas de pan integral tostado, 2 tazas de patatas hervidas u horneadas, cortadas en dados, y 3 tazas de remolachas cocidas, cortadas en dados. Hornee hasta que se doree.

Cazuela de habas y repollo: Cocine 2 tazas de repollo rallado y 1 libra de habas frescas congeladas o dos latas de 8 oz. (escurridas) en ollas separadas, cubiertas durante 12 minutos o hasta que estén tiernas, utilizando la menor cantidad de agua posible. Alterne capas de vegetales en un plato para hornear con aceite vegetal. Puntee con oleomargarina; espolvoree con migas de pan tostado y hornee durante 15 a 20 minutos. Sirve a seis personas.

Cena hervida de Nueva Inglaterra: Corte 4 ½ tazas de camote, 1 taza de zanahorias y 1 taza de nabos en cubos de ¾". Rebane 2 tazas de cebolla; corte 2 tazas de repollo en trozos de 1 ½" por cada lado. Hierva el camote y cebollas juntos. El repollo puede ser cocido por separado o añadido a las zanahorias y nabos, una vez que estén parcialmente cocidos. Cuando todo esté terminado, mezcle todo junto y sirva con pan integral tostado.

Alcachofas horneadas: Hierva hasta que estén listas. Retire del agua. Abra algunas de las hojas exteriores y agregue dientes de ajo. Colóquelas en una cacerola. Vierta aceite de oliva sobre ellas y hornee a 425 grados F durante aprox. 25 minutos.

Picadillo de berenjena: Corte una berenjena por la mitad, longitudinalmente. Colóquela en el horno hasta que la pulpa se ablande. Remueva la cáscara. Machaque. Agregue cebolla frita. Sazone al gusto (salsa de tomate opcional).

Hojas de remolacha horneadas: Hierva por separado partes iguales de hojas de remolacha y espinacas. Escurra y pique. Guise cebolla. Agregue apio picado. Mezcle todo junto. Colóquelo en una cacerola. Cúbralo con migas de pan y hornee.

Pollo vegetal a la King: Mezcle 2 ramas de apio, rebanadas; 2 tazas de pimientos picados; ¼ de taza de chiles; ½ taza de chícharos; y ½ taza de zanahorias en cubos. Agregue rebanadas de cebolla. Prepare un gravy de salsa de tomate. Sirva sobre pan integral tostado o empanadas.

Croquetas de imitación de pollo: Prepare un guiso de cebollas, pimientos y apio como base. Agregue puré de camote, zanahorias, chícharos—u otros vegetales cocidos de su preferencia—y migas de pan tostado. Moldee y hornee con aceite de oliva, hasta que esté dorado.

Chop suey vegetal: Guise cebolla gruesamente picada. Colóquela en una sartén para saltear. Agregue apio picado, germinado de soya, pimientos picados, castañas de agua y tomates, para dar sabor. Saltee en aceite hasta que se dore.

Hamburguesa vegetal: Guise cebollas junto con pimientos. Agregue ajo al gusto. Cocínelo junto. Añada migas de pan tostado, apio, nueces de Castilla y maíz molido. Moldee y saltee en una sartén engrasada. Sirva junto con cebollas.

Tomates horneados: Corte (y conserve) la parte superior de los tomates y extraiga la pulpa. Sazone la pulpa con cebolla rallada y perejil. Rellene los casquetes de tomate con la mezcla y colóqueles las tapas de nuevo; cubra y hornee a 400 grados F durante 25 minutos, rociando una buena cantidad de aceite para ensalada. Prepare una cama de berros o lechuga, rodeada de rodajas de remolachas cocidas. Utilice el aderezo deseado.

Pan de zanahoria con nuez: Mezcle 2 tazas de zanahorias gruesamente picadas, 3 tazas de migas tostadas, 1 taza de apio picado, 1 taza de nueces de Castilla picadas, 1 taza de puré de tomate y 3 tazas de rebanadas de cebolla guisada. Agregue 2 cucharadas de margarina vegetal o de soya, derretida. Coloque en una rebanada de pan y hornee a 350 grados F durante 1 hora.

Calabacín italiano: Rebane 2 calabacines y 1 tomate de buen tamaño, en trozos de ½" de grosor. Hornee el calabacín junto con ½ cebolla morada, rebanada; 1 diente de ajo pequeño, si lo desea; albahaca y orégano al gusto durante 25 minutos a 400 grados F. Agregue tomates y cocine durante 10 minutos más o hasta que se ablanden.

Nuevo camote y ejotes: Coloque el camote al vapor y pélelo. Cocine los ejotes con la menor cantidad de agua posible. Coloque ambas en una cacerola y agregue perejil picado. Vierta aceite de oliva italiano y caliente al horno durante 15 minutos. Sirva.

Carne vegetariana enmaizada: Coloque al vapor 1 taza de zanahorias en cubos, repollo gruesamente picado, patatas y apio picado. Llene un plato para hornear con salsa gravy oscura. Agregue vegetales al vapor; cepille ligeramente con margarina y hornee durante 10 minutos a 400 grados Fahrenheit.

Bolas de carne italianas: Cocine 2 tazas de espagueti de trigo integral en agua hirviendo, hasta que esté tierno. Mientras tanto, mezcle 2 tazas de pan de nuez, ½ taza de apio picado, 1/8 taza de chile picante (para dar sabor) y una salsa italiana de tomate. Forme bolas y fríalas en una sartén a temperatura media. Sirva espagueti y salsa italiana de tomate.

---

[84] Hoy en día, el grado en que la sal actúa como un disolvente y eliminador de moco, en el interior del cuerpo, es un punto discutible. A medida que elimina la sal de su cuerpo, el moco eliminado se vuelve mucho menos salado. En general, es aconsejable evitar la sal de mesa desde el comienzo. Existen muchos condimentos libres de sal que pueden encontrarse en los supermercados, o bien usted puede preparar sus propias combinaciones. El ajo y cebolla granulados, pueden hacer una muy buena sazón. El uso de orégano, tomillo y otras hierbas también puede ser agradable. Si experimenta un gran antojo por sal, los vegetales marinos, como el alga Kelp granulada u hojuelas de alga Dulse, son una alternativa segura a la sal de mesa yodada, de mar o la cristalina.

[85] Similar a la lección XIV con la tabla problemática de Ragnar Berg, este capítulo de menús vegetarianos ocupaba menores mejoras para el lector del

siglo veintiuno. En primer lugar, debe considerarse que gran parte de este capítulo fue añadida por el editor del libro, Fred Hirsch, y no por Arnold Ehret. Además, los menús de este capítulo han cambiado considerablemente a través de los años. Artículos como el "protose" (sustituto de carne a base de gluten de trigo), que se les dio gran uso en la sexta edición, fueron eliminados por la 22ª edición.

Mi objetivo no es reescribir este capítulo, sino mejorar los menús presentados. Existen alrededor de cinco o seis que he eliminado en su totalidad, ya que encuentro que los ingredientes o mezclas son insalvables. Esencialmente, he eliminado todo uso de huevos (como la mayonesa con huevo, etc.), así como la mayor parte del uso de arroz y lácteos. También reemplacé todo uso de patatas blancas, las cuales Ehret fuertemente advierte en no comerlas, con camotes, los cuales son casi amucosos cuando se hornean por completo. Me deshice de la mayoría de los sustitutos vegetarianos de carne y panes de nuez, pero dejé un par de ellos para las personas que sientan la necesidad de utilizarlos en el comienzo. A pesar de que algunos veganos puedan protestar, mantengo intactas algunas de las combinaciones con queso cottage. Muchas personas no necesitan usar tal menú, sin embargo, pueden ser muy útiles en ciertos casos. Además, si se está transicionando apropiadamente, usted será incapaz de tolerar cualquier tipo de lácteos por mucho tiempo.

Lo que no quiero hacer es privar a alguien de algún artículo transicional, que pueda necesitar o pueda usar con el objetivo de superar un obstáculo dietético. Ya que el pensamiento de transición no es finito, sino siempre cambiante, el practicante debe saber que tales artículos no pueden comerse por períodos prolongados. Aquellos que sólo buscan utilizar la dieta por un corto período para sanar, ahora tendrán algunas opciones en las cuales recaer, que son mejores que una dieta estándar, formadora de moco y pus. En general, por cada artículo nocivo, tiene que haber un artículo menos perjudicial, el cual está a sólo un paso. La comida de plátano horneado, puré de manzana y dátiles picados me ayudó a librarme del queso cottage, casi inmediatamente. El pan tostado de trigo o de grano, espagueti de trigo, etc., todos fueron áreas que visité por diferentes períodos de tiempo, para superar ciertos obstáculos (Para más detalles acerca de cómo utilicé estos alimentos en mi propia transición, eche un vistazo a mi libro *Spira Speaks: Dialogs and Essays on the Mucusless Diet Healing System*).

[86] Los vegetales frescos, no siempre deben sumergirse y cocinarse en agua caliente, sino "cocidos" o puestos al vapor. Desde esta perspectiva, las

cebollas "cocidas" también pueden considerarse "salteadas". Un salteado de cebolla es una gran manera de darle gran sabor a la Mezcla Estándar Cocida. Para preparar un salteado, caliente un poco de aceite de oliva o de colza en una sartén y agregue cebollas picadas (y opcionalmente ajo picado), mueva periódicamente con una espátula hasta que estén tiernas y ligeramente doradas. Apio y zanahorias picadas también pueden hacer una buena adición al salteado.

[87] Esta es una nota editorial agregada por Fred S. Hirsch (1888-1979), editor original de Ehret, más confiado estudiante y expropietario de Ehret Literature Publishing Company. Dicha nota sugiere que muchas de las recetas co-mucosas transicionales listadas en el capítulo, no fueron insertadas por Ehret en la Dieta amucosa original, sino después añadidas por Hirsch. También hay menores cambios que se han hecho, edición tras edición.

[88] El queso cottage, puré de manzana, dátiles picados y un poco de azúcar morena, es una variación similar. Utilizar plátano horneado en vez del queso cottage, es una actualización superior y mucho más sabrosa a esta receta. Para hornear: tome unos plátanos, corte las puntas de ambos lados y colóquelos sobre una bandeja para hornear (opcional: puede cubrir los plátanos o forrar la bandeja con papel pergamino para hornear). Precaliente el horno a unos 425 grados F, durante 15-25 minutos. Revise los plátanos 15 minutos después de haberlos colocado en el horno y gírelos al otro lado utilizando una espátula. La duración del tiempo para que los plátanos estén completamente cocinados depende de lo maduros que estaban antes de hornear.

El dulce jugo de plátano debe comenzar a exudarse de los extremos, haciéndole saber que están listos. Retire cuidadosamente los plátanos de la hoja utilizando una espátula o guante de horno, colóquelos en un recipiente vacío, retire las cáscaras ennegrecidas haciendo un corte a lo largo del plátano, luego vierta la fruta y los jugos en el recipiente. Mezcle el puré natural de manzana junto con los dátiles picados, y prepárese para "elevarse" y quedar satisfecho. Si usted no cuenta con un horno, otra opción es calentar aceite de oliva o de coco en una sartén, pelar los plátanos y cocinarlos ligeramente, girándolos periódicamente. Este método no es tan bueno como el horneado, pero tiene un efecto similar.

Ayuno

Lección XVIII

Es significativo para nuestra época de degeneración, que el ayuno, por lo cual me refiero a vivir sin alimentos sólidos ni líquidos, es todavía un problema como factor curativo para el hombre o la mujer promedio, como así también para el médico ortodoxo. Incluso la Naturopatía requirió algunas décadas de su desarrollo para adoptar el único "remedio" curativo de la Naturaleza, universal y omnipotente. Es aún más significativo que el ayuno siga siendo considerado como una clase "especial" de cura, y debido a algunos resultados aislados y verdaderamente "maravillosos", ha conseguido recientemente convertirse en una manía mundial. Algunos expertos y partidarios de las curas naturales planean "prescripciones" generales del ayuno, así como la forma de romper un ayuno, independientemente de su condición o la causa de la que usted es víctima.

Por otra parte, el ayuno es tan temido y tergiversado, que la persona promedio en realidad le considera un loco si usted omite unas cuantas comidas cuando se enferma, pensando que morirá de inanición, cuando en realidad se está curando. No logran comprender la diferencia entre ayuno e inanición. El médico en general endosa y, de hecho, enseña tales tonterías respecto a la única ley fundamental de la Naturaleza de toda sanación y "curación".

Lo que ha sido planeado y formulado para eliminar materias enfermizas y designado como "tratamientos naturales", sin tener al menos alguna restricción o cambio de la dieta o ayuno, es un desprecio fundamental de la verdad concerniente a la causa de la enfermedad.

¿Ha pensado alguna vez qué significa la pérdida de apetito cuando se enferma? ¿Y que los animales no cuentan con médicos, ni farmacias, ni sanatorios, ni aparatos para curarse? La naturaleza demuestra y enseña en este ejemplo, que sólo hay una enfermedad y que ésta es causada por la alimentación; por lo tanto, cada enfermedad, como quiera que el ser humano la denomine, es y puede ser curada por sólo un "remedio"—haciendo lo opuesto a la causa, compensando la equivocación—, es decir, reduciendo la cantidad de alimentos, o ayunando. La razón por la que fallan y seguirán fallando tantas curas por ayuno, especialmente las prolongadas, es debido a la ignorancia que aún existe en la mente de los naturópatas y expertos en ayuno hasta la fecha actual.

Yo me atrevo a decir que puede no haber otra persona en la historia que haya estudiado, investigado, probado y experimentado sobre el ayuno, como yo lo hice. No hay otro experto hasta la fecha, por lo que yo sé, que haya llevado a cabo tantas curas de ayuno en los casos más severos, como yo lo hice. Yo inauguré el primer sanatorio en el mundo para el ayuno, combinado con una dieta amucosa, y el ayuno es un componente esencial del *Sistema curativo por dieta amucosa.* Asimismo, he hecho cuatro pruebas científicas públicas de ayuno de 21, 24 y 32 días, respectivamente, como demostración. La última prueba es el récord mundial de ayuno conducido bajo *estricta supervisión científica por funcionarios de gobierno.*

Debe por lo tanto creer en mí, cuando le enseño algo nuevo e instructivo acerca de lo que realmente sucede en el cuerpo durante el ayuno. Aprendió en la lección V que el cuerpo debe ser primeramente considerado como una máquina, un mecanismo elaborado de un material parecido a la goma, que ha sido expandido durante toda su vida debido a la sobrealimentación. Por lo tanto, el funcionamiento del organismo está continuamente obstruido por una sobrepresión antinatural de la sangre y los tejidos. Tan pronto como deja de comer, esta presión disminuye rápidamente. Las "avenidas de la circulación" se contraen, la sangre se concentra más y el agua superflua se elimina. Esto continúa durante los primeros días y puede llegar a sentirse bien; pero entonces las obstrucciones de la circulación incrementan, debido a que el diámetro de las avenidas se reduce y la sangre debe circular por muchas partes del cuerpo, especialmente en los tejidos de y alrededor del síntoma, contra el moco pegajoso, exprimido y disuelto de las paredes intestinales; en otras palabras, el torrente sanguíneo debe vencer, disolver y transportar consigo moco y venenos para eliminarlos por medio de los riñones.

Cuando usted ayuna, elimina primero y de una vez las obstrucciones primarias de la sobrealimentación equivocada. Esto le hace sentirse relativamente bien, o posiblemente incluso mejor que cuando comía, pero, como le expliqué previamente, usted trae nuevas obstrucciones secundarias de su propio residuo a la circulación, y se siente miserable. Entonces usted y los demás culpan a la falta de alimento. En los días próximos, podrá notar con certeza moco en la orina y cuando la cantidad de residuo tomado en la circulación sea eliminado, sin duda se sentirá bien, incluso más fuerte que nunca. Por lo que es un hecho bien conocido, que un ayunador puede sentirse mejor y realmente más fuerte en el 20° día que en el 5° o 6°, esto es ciertamente una *tremenda* prueba de que la *vitalidad no depende primariamente* del alimento, sino más bien de una circulación sin obstrucción (véase la lección V). Cuanto menor sea la cantidad de "O" (obstrucción), la mayor "P" (presión del aire) y por lo tanto "V" (vitalidad).

Mediante la esclarecedora explicación anterior, puede ver que el ayuno es primero una proposición negativa para aliviar el cuerpo de las obstrucciones directas, causadas por los alimentos sólidos más antinaturales; segundo, que es un proceso mecánico de eliminación, mediante la contracción de los tejidos, exprimiendo así el moco, causando fricción y obstrucción en la circulación. Los siguientes son ejemplos de la vitalidad proveniente del "P",

Poder, presión de aire solamente: Uno de mis primeros ayunadores, un vegetariano relativamente sano, caminó 45 millas en las montañas, en su 24° día de ayuno.

Un amigo, 15 años más joven y yo, caminamos 56 HORAS CONTINUAS, después de un ayuno de 10 días.

Un médico alemán, especialista en curas por ayuno, publicó un folleto titulado "Ayuno, el aumento de la vitalidad". Aprendió el mismo hecho que yo, pero no sabe cómo ni porqué, y la vitalidad permaneció un misterio para él.

Si se bebe solamente agua, durante un ayuno, el mecanismo humano se limpia a sí mismo, lo mismo que si exprimiera una esponja empapada en agua sucia, pero la suciedad en este caso es moco pegajoso, pus y drogas, las cuales deben pasar por la circulación y mantenerse allí hasta estar tan completamente disueltas, que puedan pasar a través de la fina estructura del "tamiz fisiológico", llamado riñones.

Ayuno—Parte 2

Lección XIX

Mientras el residuo se encuentre en la circulación, usted se sentirá infeliz durante el ayuno; se siente mejor tan pronto como pasa por los riñones. Dos o 3 días más tarde el mismo proceso se repite. Debe serle claro ahora, por qué cambian tan a menudo las condiciones durante el ayuno; debe serle claro por qué es posible que pueda sentirse inusualmente mejor y más fuerte en el 20° día que en el 5°, por ejemplo.

Pero todo este trabajo depurativo, mediante la continua contracción de los tejidos (adelgazando), debe realizarse con y por medio de la vieja composición sanguínea, original del paciente; y en consecuencia un largo ayuno, especialmente uno demasiado prolongado, puede llegar a ser prácticamente un crimen si el organismo enfermo está demasiado congestionado por residuos. Los ayunadores que murieron a consecuencia de un ayuno prolongado, no murieron por falta de alimento, sino que en realidad fueron sofocados en y con su propio desecho. Hice esta declaración años atrás. Más claramente expresado: la causa inmediata de la muerte no es debida a un empobrecimiento de la sangre en sustancias vitales, sino a la gran cantidad de obstrucción. "O" (obstrucción) se vuelve tan grande o más grande que "P" (presión del aire) y el mecanismo humano llega a su "punto muerto".

A todos mis ayunadores les di limonada con un poco de miel o azúcar morena, con el fin de desprender y adelgazar el moco en la circulación.[89] El jugo de limón y toda clase de frutas ácidas, neutralizan la viscosidad del moco y pus (el engrudo ácido no puede utilizarse como pegamento).

Si un paciente ha tomado drogas durante su vida—las cuales son almacenadas en el cuerpo, como el residuo del alimento—, su condición puede volverse fácilmente seria o incluso peligrosa, al comenzar su primer ayuno. Puede sufrir palpitaciones cardíacas, dolores de cabeza, nerviosismo y sobre todo insomnio. *Vi pacientes eliminar drogas que habían tomado 40 años atrás.* Síntomas como los descritos anteriormente, son atribuidos al "ayuno" por todos, y especialmente los médicos.

¿Cuánto tiempo debería ayunar?

La Naturaleza en el reino animal contesta esta pregunta con cierta crueldad: "¡ayuna hasta que te cures o mueras!". Yo estimo, que del 50 a 60 por ciento de las personas llamadas sanas hoy en día y del 80 a 90 por ciento de los realmente enfermos crónicos, morirían a causa de sus enfermedades latentes mediante un largo ayuno.

La duración de un ayuno no puede ser definitivamente declarada en antelación, incluso en casos donde se conoce la condición del paciente. Cuándo y cómo romper el ayuno, se determina observando cuidadosamente *cómo cambian las condiciones durante el ayuno*—ahora comprende que el ayuno debe *romperse tan pronto usted note que las obstrucciones en la circulación han llegado a ser considerables*, y que la sangre necesita nuevas sustancias vitales para resistir y neutralizar los venenos.

Cambie sus ideas respecto a la declaración: "entre más tiempo ayune, mejor la cura". Puede ahora entender fácilmente por qué. Los seres humanos son los animales más enfermos en la tierra; ningún otro animal ha violado las leyes alimenticias tanto como los seres humanos; ningún otro animal come más equivocadamente.

He aquí el punto donde la inteligencia humana puede asistir correctamente en el proceso de autocuración mediante los siguientes ajustes que abarca el *Sistema curativo por dieta amucosa.*

Primero—Prepárese para un ayuno más tranquilo por medio de una dieta gradualmente cambiante hacia una dieta amucosa, así como por laxantes y enemas.

Segundo—Alterne cortos ayunos periódicos con algunos días de dieta depurativa amucosa y co-mucosa.

Tercero—Sea particularmente cuidadoso si el paciente ha usado gran cantidad de drogas; especialmente si se ha utilizado mercurio, salitre u óxido de plata (usados para las enfermedades venéreas), en cuyo caso es aconsejable una larga dieta preparativa y lentamente cambiante.

Una sugestión de "experto" de ayunar hasta que la lengua esté limpia, causó muchos problemas a los ayunadores "fanáticos", y conozco personalmente un caso de muerte. Quizá le sorprenda cuando le diga que tuve que curar pacientes de los efectos de enfermedad, causados por un ayuno demasiado prolongado. La razón se aclarará más tarde.

A pesar de lo anterior, cada cura, y especialmente toda cura por dieta, debe comenzar con un ayuno de 2 o 3 días. Todo paciente puede hacer esto sin ningún peligro, independientemente de qué tan enfermos puedan estar. Primero un ligero laxante y después un enema diario, lo hace más fácil e inofensivo.[90]

¿Cómo romper un ayuno?

El alimento correcto después de un ayuno, es tan importante y decisivo para obtener los resultados adecuados, como el ayuno mismo. Al mismo tiempo, depende enteramente de las condiciones del paciente, y en gran medida de la duración del ayuno. Puede aprender de los resultados de 2 casos extremos, de los cuales ambos terminaron fatalmente (no a consecuencia del ayuno, sino de la primera comida), por qué este CONOCIMIENTO *es tan importante.*

Sufriendo de diabetes, un comedor de carne rompió su ayuno de una semana comiendo dátiles y murió en consecuencia. Un hombre de 60 años de edad ayunó por 28 días (demasiado); su primera comida consistió principalmente de patatas hervidas. Una operación necesaria mostró que las patatas fueron retenidas por espeso moco pegajoso en los intestinos contraídos, tan fuerte que fue necesario seccionarle un trozo, y el paciente murió poco después de la operación.

En el primer caso, los terribles venenos desprendidos en el estómago de este comedor de carne durante el ayuno, mezclados con el azúcar de fruta concentrada en los dátiles, produjeron a la vez una fermentación con gases de ácido carbónico y otros venenos, tan grande que el paciente no pudo soportar la conmoción. El consejo adecuado hubiera sido: Primero un laxante, más tarde vegetales sin almidón, crudos y cocidos, junto con una pieza de pan tostado de centeno. El chucrut también es recomendable en tales casos.

No se deben comer frutas hasta después de un largo tiempo de haber roto el ayuno. El paciente debió prepararse para el ayuno con una previa dieta de transición más larga.

En el segundo caso, el paciente ayunó demasiado tiempo para una persona de su edad, sin la preparación apropiada. Compresas calientes sobre el abdomen y enemas de alto volumen, pudieron ayudar la eliminación, en conjunto con fuertes laxantes eliminativos y, más tarde, vegetales sin almidón, principalmente crudos, y no usar frutas por un tiempo considerable.

Mediante estos dos ejemplos tan instructivos, puede ver qué tan individualmente diferente debe ser el consejo y cuán equivocado es hacer sugerencias generales referentes al modo de romper un ayuno.[91]

---

[89] Para evitar el uso de miel o azúcar morena, puede añadir el jugo fresco de varias manzanas o un puñado de uvas.

[90] Muchos practicantes de hoy en día del *Sistema curativo por dieta amucosa,* realizan enemas de jugo de limón regularmente. Para obtener instrucciones detalladas sobre los enemas de jugo de limón, véase mi libro *Spira Speaks: Dialogs and Essays on the Mucusless Diet Healing System.*

[91] Romper un ayuno apropiadamente, es de suma importancia. Reforzaré las declaraciones de Ehret con las siguientes reglas:

Regla número 1—No rompa un ayuno con algún alimento formador de moco. De hecho, intente comer de manera amucosa durante varios días después de romper el ayuno. No le conviene perder el control si comienza a anhelar alimentos formadores de moco, justo después de consumir su primera comida. Puede romper su ayuno con una comida de fruta o vegetales. La comida de fruta es más agresiva y si usted no está lo suficiente limpio, puede anhelar moco después. Una comida sumamente laxante de vegetales o ensalada, también puede beneficiar. La clave es comer alimentos que causen un efecto laxante y se desplacen por los intestinos de manera rápida y eficiente.

Regla número 2—Realice enemas constantes. En vista de lo anterior, una de las cosas más importantes, durante e inmediatamente después de un ayuno, es la irrigación regular del colon. Es importante que el residuo recién desprendido se mantenga en movimiento.

El ayuno puede ser visto como una forma de arte, y la habilidad de romper el ayuno con elocuencia, es la marca de un verdadero maestro. Esta es una razón por la cual se recomiendan ayunos cortos en un comienzo. A medida que adquiera experiencia con períodos de ayuno a corto plazo, aprenderá cómo mantener el control total cuando rompa un ayuno de cualquier duración.

Ayuno—Parte 3

Lección XX

Reglas importantes para ser estudiadas y memorizadas cuidadosamente

Lo que puede ser dicho en general y lo que yo enseño, es nuevo y diferente a lo que sostienen la generalidad de los expertos en ayuno, y es lo siguiente:

1. La primera comida y los menús de algunos días posteriores al ayuno, deben poseer un efecto laxante y no un valor nutritivo, como la mayoría creen.
2. Cuanto más rápido pase la primera comida por el cuerpo, con mayor eficiencia evacúa el moco y venenos desprendidos de los intestinos y el estómago.
3. Si no experimenta una buena deposición después de dos o tres horas, ayúdese con laxantes y enemas. Cada vez que yo ayunaba, siempre experimenté un buen movimiento intestinal, al menos una hora después de comer y me sentí bien de inmediato. Después de haber roto un largo ayuno, pasaba la noche siguiente más tiempo en el inodoro que en la cama—y así era como debería ser.

Mientras transitaba por Italia, después de un ayuno, bebí cerca de tres cuartos de galón de jugo de uva fresco. A la vez, sufrí una diarrea acuosa con moco espumoso. Casi inmediatamente después, experimenté una sensación de inusual fuerza, que me permitió realizar fácilmente 352 flexiones de rodillas y brazos. Esta profunda remoción de obstrucciones, aconteciendo después de pocos días de ayuno, ¡aumentó "P" menos vitalidad a la vez! Tendrá que experimentar una sensación similar para creerme, entonces estará de acuerdo con mi fórmula, "V" = "P" – "O", y se dará cuenta de lo absurdo que es elaborar menús científicos de nutrición para la salud y la eficiencia.

4. Cuanto más largo el ayuno, más eficientemente trabajan los intestinos después de que éste haya concluido.

5. Las frutas frescas y dulces son los mejores alimentos laxantes después de un ayuno. Las mejores siendo las uvas y cerezas. Ciruelas pasas remojadas o cocidas, también son buenas. Estas frutas *no deben usarse después del primer ayuno de un comedor de carne*, sino sólo por las personas que ya han vivido de alimentos amucosos o por lo menos co-mucosos, por un cierto tiempo—la "dieta de transición".

6. En el caso promedio, es recomendable romper el ayuno con vegetales libres de almidón, crudos y cocidos; las espinacas hervidas tienen un efecto especialmente bueno.

7. Si en la primera comida los alimentos no le causan ninguna incomodidad, puede comer la cantidad que desee. Comer sólo una pequeña cantidad de alimento, durante los primeros 2 o 3 días, sin experimentar un movimiento intestinal—debido a las pequeñas cantidades de alimento ingerido (otro equivocado consejo recomendado por "expertos")—, es peligroso.

8. Si usted se encuentra en la condición adecuada, que le permita comenzar a comer con frutas, y no experimenta un movimiento intestinal después de una hora, entonces coma más, o consuma una comida de vegetales, tal como se sugiere anteriormente; coma hasta que defeque el residuo acumulado durante el ayuno.

Reglas durante el ayuno

1. Limpie su intestino grueso tan bien como pueda con el uso de enemas, por lo menos cada dos días.
2. Antes de iniciar un ayuno más largo, tome un laxante ocasional y, definitivamente, el día previo a comenzar el ayuno.
3. Si es posible, *permanezca al aire libre* día y noche.
4. Camine, ejercítese o haga alguna otra actividad física *sólo cuando se sienta lo suficientemente fuerte para hacerlo*; si se encuentra cansado o débil, descanse y duerma lo más que pueda.
5. En los días que se sienta débil, y experimentará tales días cuando el residuo esté en la circulación, encontrará que su sueño es inquieto y perturbado, puede incluso tener pesadillas. Esto se debe al pasaje de los venenos a través del cerebro. La duda, la falta de fe, surgirá en su mente; entonces tome y relea esta lección, así como también los otros capítulos referentes al ayuno, especialmente la lección V. No olvide que, parentéticamente hablando, usted yace sobre la mesa quirúrgica de la naturaleza; la más maravillosa de todas las operaciones que podrían llevarse a cabo, ¡y sin el uso de un bisturí! Si siente alguna sensación extraordinaria debido a las drogas que ahora están en la circulación, *aplíquese un enema de inmediato*, recuéstese, y, si es necesario, rompa el ayuno, *pero no con frutas*.
6. Siempre que se levante, después de haber estado acostado, hágalo despacio, pues si no, puede sentir un mareo. Esta última condición no es muy importante, pero es mejor prevenirla de esta manera. Me causó gran temor en el comienzo y conozco muchos ayunadores y comedores estrictos que después de haber experimentado esta sensación, perdieron la fe para siempre.

Bebidas para el ayuno

El ayunador entusiasta, "fanático", sólo bebe agua. Piensan que lo mejor es evitar cualquier rastro de alimento. Yo considero que lo mejor es una limonada ligera con un poco de miel, azúcar morena o un poco de jugo de fruta. Beba tan a menudo como desee durante el día, pero por lo general, no más de dos o tres cuartos de galón al día. Entre menos beba, más agresivo será el ayuno.[92]

Como un cambio, los jugos de vegetales, hechos de vegetales libres de almidón, cocidos, son muy buenos durante un ayuno más largo.[93] El jugo de tomate crudo, etc., también es bueno. Pero si durante un largo ayuno se usa jugos de fruta, como el de naranja, por ejemplo, sea extremadamente cauto, ya que los jugos de fruta pueden desprender demasiado rápido los venenos, sin causar un movimiento intestinal.[94] Conozco de un gran número de ayunos de fruta, o jugo de fruta, que fallaron por completo debido a que el moco y venenos, si se desprenden demasiado rápido y en gran cantidad a la vez, perturban considerablemente todos los órganos cuando se encuentran en la circulación. Este residuo sólo puede ser eliminado mediante la circulación y sin la ayuda de los movimientos intestinales.

Ayuno matutino o plan sin desayuno

El peor de todos los hábitos alimenticios de hoy en día, es el atiborrar el estómago con comida temprano por la mañana. En los países Europeos, exceptuando Inglaterra, nadie toma una comida regular como desayuno; por lo general consiste de una alguna clase de bebida solamente acompañada de pan.

El único momento en el que los seres humanos no comen durante 10 a 12 horas, es mientras duermen durante la noche. Tan pronto como su estómago está libre de alimento, el cuerpo comienza el proceso eliminativo del ayuno; la gente agobiada despierta por la mañana sintiéndose miserable y usualmente con una lengua saburral. No tienen apetito en absoluto, sin embargo, demandan alimento, y se sienten mejor al comerlo—¿POR QUÉ?

Otro "misterio" revelado

Este es uno de los más grandes problemas que he resuelto y es uno que desconcierta a todos los "expertos" que creen que es causado por el alimento. Tan pronto como usted rellena su estómago con comida, SE DETIENE LA ELIMINACIÓN ¡y entonces se siente mejor! Debo decir que este secreto que he descubierto, es, indudablemente, la explicación del por qué el comer se convirtió en un hábito y dejó de ser lo que la naturaleza quiso que fuera, esto es, una satisfacción, una compensación de la necesidad de alimento por parte de la Naturaleza.

Este hábito alimenticio que afecta toda la humanidad civilizada y que ahora fisiológicamente he explicado, involucra y prueba el dicho que acuñé hace tiempo: "La vida es una tragedia de la nutrición". Cuanto más residuo acumulan los seres humanos, más deben comer para detener la eliminación. Tuve pacientes que tenían que comer varias veces durante la noche para poder reanudar el sueño. En otras palabras, ¡tenían que poner alimento en su estómago para evitar la digestión del moco y venenos acumulados allí!

---

[92] Debe entenderse que Ehret no tiene una definición estricta o dogmática de lo que es y no es el ayuno. En su libro, *Ayuno racional*, así como en el *Sistema curativo por dieta amucosa*, Ehret analiza un espectro de experiencias de ayuno, desde agua a jugo y dietas de frutas. En primer lugar, explica: "Se necesita únicamente dar al paciente de cualquier dolencia, nada más que alimentos 'amucosos'; por ejemplo frutas, o bien nada, salvo agua o limonada; entonces observaremos que toda la energía digestiva, liberada por primera vez, se precipita sobre las materias mucosas, acumuladas desde la niñez y a menudo endurecidas, formando estratificaciones patológicas" (*Ayuno racional*). Ehret continúa: "Si uno bebe agua solamente, durante el ayuno, el mecanismo humano se limpia; al igual que al exprimir una esponja empapada de agua sucia; pero en el caso del organismo humano, la suciedad es mucosidad pegajosa y, en muchos casos, pus y drogas; las cuales tienen que pasar por la circulación hasta que estén disueltas completamente, de manera que puedan pasar por la fina malla del 'tamiz fisiológico', llamado riñones" (*Ayuno racional*). Ya mencionado, Ehret utiliza el ayuno de agua para ilustrar los principios relacionados a la manera con la que el cuerpo se depura a sí mismo. Aquí, Ehret realza la noción de que el cuerpo se cura a sí mismo, una vez que haya sido depurado de obstrucciones.

Al hablar sobre uno de sus propios ayunos de agua, explicó: "Mientras transitaba por Italia, bebí cerca de tres cuartos de galón de jugo de uva fresco, después de un ayuno. A la vez, sufrí una diarrea acuosa con moco espumoso" (ayuno racional). Él consideró el jugo de uva fresco como una forma de romper su ayuno, debido a que había estado ayunando con agua. Además, las famosas "pruebas científicas públicas de ayuno de 21, 24 y 32 días" (*Ayuno racional*), llevadas a cabo bajo estricta supervisión científica por funcionarios del gobierno suizo, fueron ayunos de agua. Dicho esto, Ehret no enfatiza el ayuno de agua como la modalidad por defecto para la mayoría de sus propios pacientes, ni promueve largos ayunos de agua. Explicó: "Como he declarado antes, ya no estoy a favor de los ayunos prolongados. De hecho, permitir a un paciente ayunar por 30 o 40 días con agua, puede llegar a ser criminal—contrayendo las avenidas de circulación, las cuales están siendo continuamente cargadas por cada vez más cantidades de moco, así como por viejas drogas y venenos peligrosos y, al mismo tiempo, por sangre putrefacta de su antigua 'existencia'; en realidad hambriento por los elementos alimenticios necesarios. Nadie puede sobrellevar un ayuno de esta clase sin perjudicar su vitalidad" (*Ayuno racional* y lección XXI).

Ehret enfatizó el principio de la transición y un CAMBIO GRADUAL hacia los alimentos depurativos cuando dijo: "Si el ayuno ha de ser utilizado en absoluto, entonces comience con el plan sin desayuno; continúe con el ayuno de 24 horas por un tiempo; después, aumente gradualmente la duración de los ayunos a 3, 4 o 5 días, llevando una dieta amucosa por 1, 2, 3 o 4 días entre los ayunos, combinado individualmente cómo un ajuste de eliminación, y a la vez continuamente suministrando y reconstruyendo el cuerpo con y por los mejores elementos contenidos y encontrados solamente en los alimentos amucosos" (*Ayuno racional* y lección XXI, Ayuno parte 4).

Finalmente, es importante comprender los distintos niveles de ayuno a su disposición. Usted querrá usar las formas de restricción dietética que sean racionales para su condición fisiológica y nivel de experiencia. Mediante los valores transicionales de Ehret, el ayuno para los seres humanos, en sus condiciones patológicas actuales, resulta una propuesta relativa. Lo que puede ser un ayuno para mi cuerpo, puede no serlo para el suyo. Como implicaba Ehret, para algunos, sólo comer de manera amucosa o una dieta de frutas, puede ser un cierto nivel de ayuno. Si tiene preguntas o inquietudes acerca de qué tipo de ayuno debe hacer, puede ser ventajoso consultarlo con un profesional de la dieta amucosa, que puede ayudarle a tomar las decisiones correctas, en relación al ayuno.

[93] Sea cuidadoso de no desear y comer incontroladamente los vegetales cocidos, utilizados para preparar el caldo. No le conviene romper su ayuno con vegetales recocidos, ya que no se eliminan adecuadamente.

[94] Además, recuerde que las naranjas y otros cítricos, que no han sido madurados en el árbol, a veces pueden ser muy ácidos. Si no es posible encontrar cítricos madurados en el árbol, asegúrese de que los que utilice sean los más dulce posible.

Ayuno—Parte 4

Lección XXI

Usted acaba de leer, en la Lección XX, acerca de los pacientes que deben comer varias veces durante la noche para poder conciliar el sueño. Le he enseñado por qué ocurre esto. Después de despertarse, puede sentirse bien; pero en lugar de levantarse, permanece en la cama y se vuelve a dormir, tiene una pesadilla, y en realidad se siente horrible al despertar por segunda vez. Ahora puede entender la exacta razón de esto.

Tan pronto como usted se levanta y se mantiene activo, camina o se ejercita, el cuerpo se encuentra en una condición completamente diferente a cuando dormía. La eliminación es ralentizada; la energía es utilizada en otro sitio.

Si elimina el desayuno de su régimen alimenticio, probablemente experimentará sensaciones inofensivas como dolores de cabeza durante el primer o segundo día. Después se sentirá mucho mejor y gozará su almuerzo mejor que nunca. Cientos de casos severos han sido curados por la sola aplicación del "ayuno sin desayuno", sin hacer considerables cambios en la dieta, probando así que el hábito del desayuno es el peor y el más nocivo de todos.

Es aconsejable y de gran ventaja, permitir al paciente tomar como desayuno la misma bebida a la que está acostumbrado; si desea café, permita que continúe bebiendo café, ¡pero *absolutamente* ningún alimento SÓLIDO! Más tarde, reemplace el café por un jugo vegetal caliente y después cámbielo por jugo de fruta o limonada. Este cambio, debe ser hecho gradualmente para el comedor mixto promedio.[95]

El ayuno de 24 horas o el plan de una comida diaria

Así como con el ayuno del desayuno, usted puede curar casos de mayor severidad con el ayuno de 24 horas, o en casos de profunda congestión crónica y drogas, es un cuidadoso paso preliminar hacia los necesarios ayunos prolongados. La mejor hora para comer es en la tarde, digamos a las 3:00 o 4:00 P.M.

Si el paciente se encuentra en la dieta amucosa o de transición, déjelo comer primero las frutas (las frutas siempre deben comerse primero) y después de un lapso de 15 o 20 minutos, puede comer los vegetales; pero todo debe comerse dentro de una hora, para que pueda considerarse como una sola comida.

El ayuno utilizado en conexión con el *Sistema curativo por dieta amucosa*

Como he declarado antes, ya no estoy a favor de los ayunos prolongados. De hecho, permitir a un paciente ayunar por 30 o 40 días en agua, puede llegar a ser criminal—contrayendo las avenidas de circulación, las cuales están siendo continuamente cargadas por cada vez más cantidades de moco, así como por viejas drogas y venenos peligrosos y, al mismo tiempo, por sangre putrefacta de su antigua "existencia"; en realidad hambriento por los elementos alimenticios necesarios. Nadie puede sobrellevar un ayuno de esta clase, sin perjudicar su vitalidad.

Si el ayuno ha de ser utilizado en absoluto, entonces comience con el plan sin desayuno; continúe con el ayuno de 24 horas por un tiempo; después aumente gradualmente la duración de los ayunos a 3, 4 o 5 días, comiendo una dieta amucosa por 1, 2, 3 o 4 días entre los ayunos, combinado individualmente como un ajuste de eliminación, y a la vez, continuamente suministrando y reconstruyendo el cuerpo, con y por los mejores elementos contenidos y encontrados solamente en los alimentos amucosos.

Mediante dicho ayuno intermitente, la sangre es gradualmente mejorada, regenerada, puede soportar más fácilmente los venenos y residuos, y a la vez es capaz de disolver y eliminar "depósitos de enfermedad" de los tejidos más profundos del cuerpo; depósitos que ningún médico jamás soñó que existieran, y que ningún otro método curativo jamás ha descubierto o podido remover.

Es esto, entonces, el *Sistema curativo por dieta amucosa*, con el "ayuno" como un componente esencial.

El ayuno en casos de enfermedad aguda

El Hambre cura—Curas extraordinarias, fue el título del primer libro sobre ayuno que leí. En él se relatan las experiencias de un médico rural que decía: "No hay enfermedad aguda, ni febril, que deba o pueda terminar con la muerte, si sigue la orden instintiva de la Naturaleza de parar de comer, cuando carece de apetito".

Es una locura dar alimento a un neumónico con fiebre alta, por ejemplo. Habiendo tenido una inusitada contracción de los tejidos pulmonares, debido a un "resfriado", el moco exprimido entra en la circulación y produce una fiebre inusual. El motor humano, cerca ya del punto de estalle, se calienta más debido a la ingestión de alimento sólido, caldo de carne, etc. (supuestos buenos alimentos nutritivos).

Los baños de aire, tomados en la habitación, enemas, laxantes naturales y limonadas frías, podrían salvar la vida de miles de jóvenes a los que se les permite morir diariamente, víctimas inocentes de la neumonía u otras enfermedades agudas—debido a la obstinada ignorancia de los médicos y las personas llamadas altamente civilizadas.

El ayuno superior

Por favor, intente memorizar la lección sobre el metabolismo (lección 6), ya que es la verdad más importante de mi nueva fisiología. También debe memorizar la lección V y comprenderá claramente el ayuno con todas sus posibles sensaciones.

Todos los expertos, exceptuando yo, creen que se vive de la propia carne durante el ayuno. Ahora sabe que a lo que llaman metabolismo—"metabolizar su propia carne cuando ayuna"— es simplemente la eliminación de residuos.

El "fakir" hindú, el más grande ayunador del mundo en la actualidad, no es nada más que piel y huesos. Yo aprendí que entre más limpio se está, más fácil es ayunar y así soportar más tiempo. En otras palabras, en un cuerpo libre de todo residuo y veneno, y cuando no se ingieren alimentos sólidos, el cuerpo humano funciona sin obstrucciones por primera vez en su vida. La elasticidad del sistema tisular entero y de los órganos internos, especialmente los esponjosos pulmones, funciona con una vibración completamente diferente. Se vuelven más eficientes que nunca. Trabajan solamente por aire y sin la más ligera obstrucción. En otros términos, lo que esto significa es que "V" es igual a "P". Y si usted simplemente suministra al "motor" con el agua necesaria que se consume, asciende a un estado más elevado de condición física, mental y espiritual. Esto es a lo que yo llamo "ayuno superior".

Si su "suministro" de sangre está formado de los alimentos que yo le he enseñado, su cerebro funcionará de una manera que le sorprenderá. Su vida anterior tendrá la apariencia de un sueño y, por primera vez en su existencia, la conciencia despertará a una verdadera autoconciencia.

Su mente, sus pensamientos, sus ideales, sus aspiraciones y su filosofía cambiarán fundamentalmente de tal manera, que es imposible tratar de describir.

Su alma gritará de alegría y triunfo sobre toda miseria de la vida, dejando todo detrás. Por primera vez, sentirá la vitalidad vibrar a través de su cuerpo como una ligera corriente eléctrica, que lo sacude encantadoramente.

Aprenderá y comprenderá, que el ayuno y el ayuno superior (y no los volúmenes de Psicología y Filosofía) es la verdadera y única llave que nos llevará a una vida superior, a la revelación de un mundo superior y al mundo espiritual.[96]

---

[95] Este párrafo ilustra muy bien la metodología transicional de Ehret. Aquí recomienda un cambio gradual de una sustancia más peligrosa, como el café, a mejores sustancias, como el jugo vegetal caliente o jugo de frutas. El estudio de estos pasajes puede ayudarle a adoptar una forma de pensamiento transicional que puede mejorar su práctica de la dieta amucosa.

[96] La naturaleza de lo que Ehret describe como "Ayuno Superior", es una cuestión interesante. Anteriormente, Ehret dijo: "Y si usted simplemente suministra al 'motor' con el agua necesaria que se consume, asciende a un estado más elevado de condición física, mental y espiritual. Esto es a lo que yo llamo 'ayuno superior'". Algunos interpretan que esto significa que el ayuno de agua es el "ayuno superior". En otros términos, que Ehret infiere que el agua necesaria debe ser repuesta mediante la bebida. No obstante, en la lección V, Ehret afirma que el cuerpo es un "motor a gas de aire", que opera únicamente por aire. Basándose en los argumentos de Ehret en dicha lección, muchos interpretan que el "ayuno superior" es aquel que algunos denominan como "ayuno seco", es decir, que no se consume nada más que aire (debe entenderse que el "ayuno seco" no es recomendado por Ehret, y en la mayoría de los casos no debe ser aplicado por practicantes sin la experiencia o supervisión de un profesional de la dieta amucosa).

Desde esta perspectiva, quizá el H2O creado por el proceso de la respiración, bastaría como el "agua" necesaria para el cuerpo humano: C6H12O6 + 6O2 ----> 6CO2 + 6H2O. Esto equivale a Glucosa + Oxígeno ------> Dióxido de Carbono + Agua + Energía. Es decir, el oxígeno que entra en contacto con el torrente sanguíneo, produce dióxido de carbono, AGUA y energía. Como afirmó Ehret: "¡Entre más limpio, libre de obstrucciones y residuo, esté su cuerpo, usted podrá ayunar más fácil y por más tiempo con agua y aire únicamente!" *(SCDA)*. Ehret siempre hace una cuidadosa distinción entre la "teoría" ideal y aplicaciones prácticas del ayuno y la dieta amucosa. Esto suele causar que las personas malinterpreten la obra de Ehret, ya que la teoría idealista del ayuno es aparentemente distinta a la aplicación práctica prescrita. Esto también ocurrió cuando Ehret afirmó que los "seres humanos son frugívoros por naturaleza" y que "el menú ideal para los seres humanos es aquel de la 'mono-dieta', consistiendo de una clase de fruta en temporada". Sin embargo, Ehret no sugirió que podemos pasar de nuestras dietas actuales a una dieta de fruta de la noche a la mañana, como gran cantidad de lectores gravemente malentendieron. Fundamentalmente, considero que las modalidades "ideales" y "superiores", teorizadas para los seres humanos, son el destino que puede ser alcanzado algún día, después de la práctica dedicada y eficaz del *Sistema curativo por dieta amucosa.*

La dieta destructiva de la civilización y la dieta amucosa, alimento natural del ser humano

Lección XXII

Usted aprendió que la total abstinencia de alimentos—AYUNO—es el mejor y *más efectivo método de curación*. Esto prueba, como lógica consecuencia, cómo en realidad sólo una pequeña cantidad es necesaria para mantener la vida, y justifica mi declaración tan a menudo repetida: "La maravilla es que nosotros vivamos a pesar de nuestra excesiva alimentación, a pesar de ingerir alimentos tan destructivos y equivocados". A la luz de esta verdad, parece casi ridículo notar la lucha sin fin y la confusión respecto a las dietas, proteínas, sales minerales, vitaminas, etc. El valor potencial del alimento, no es la cuestión principal en absoluto. No puede curar la embriaguez con agua, sin parar la ingesta de alcohol. No puede curar la enfermedad mediante ninguna clase de ajustes, tratamientos o dietas, sin parar el consumo de alimentos que producen la enfermedad, este último siendo el 90 por ciento de la dieta destructiva de la civilización de hoy en día.

Yo denominé al alimento natural de los seres humanos, frutas y vegetales de hoja verde sin almidón (como dice el Génesis: "frutas y hierbas"), dieta amucosa, porque el moco es la principal sustancia más importante y significativa, mientras que los otros alimentos equivocados contienen, producen y congestionan el cuerpo con materia enfermiza.

Toda la "basura" de las dietéticas científicas, valores alimenticios, estadísticas, etc., son inútiles y en vano, siempre y cuando no se haya dado el primer paso, que es ver los alimentos y sus valores desde un ángulo completamente diferente:

1. En qué medida y cuánta materia enfermiza (moco) produce y deja en el cuerpo.

2. Sus propiedades disolventes, eliminativas y curativas.

Para ello, aporto una crítica especial de los diferentes alimentos, especialmente los equivocados, y podrá ver de una vez por qué son "destructivos", sin valor alimenticio positivo en absoluto, sólo produciendo y almacenando residuo en el cuerpo. Vea la lección XIV y encontrará que las investigaciones de Berg probaron ser idénticas a las que yo descubrí por intuición, mediante experimentos y con mi propia experiencia, así como la de algunos miles de pacientes.

Carnes

Todas se encuentran en estado de descomposición, produciendo en el cuerpo venenos cadavéricos, ácido úrico y moco; las grasas son las peores, incluso la mantequilla es inutilizable para el cuerpo humano. Ningún animal come grasa.

Huevos

Los huevos son aún peores que la carne. Esto se debe a que no sólo contienen gran cantidad de proteínas, sino que también contienen una propiedad pegajosa mucho peor que la carne y, por lo tanto, son sumamente constipantes, bastante más que la carne. Los huevos duros son menos nocivos porque las cualidades pegajosas se eliminan. La clara del huevo hace un pegamento perfecto.

Leche

También hace una buena base para pintura. La leche de vaca es demasiado rica para los adultos y, para los bebés, es simplemente destructiva. El estómago de un bebé es incapaz de digerir lo que un ternero puede. Si es necesario usar leche, entonces agréguele por lo menos la mitad de agua y un poco de lactosa. La leche agria y el suero de leche son menos nocivos y poseen algunas cualidades laxantes; las propiedades pegajosas desaparecen. El queso cottage con fruta cocida (véase la lección XV) es útil durante la dieta de transición. Todas las demás clases de quesos son altamente ácidos y formadores de moco.

Grasas

Todas las grasas son formadoras de ácido, incluso aquellas de origen vegetal, y no son utilizadas por el cuerpo.[97] Le gustarán, las anhelará y las usará siempre y cuando vea moco reflejado en el "espejo mágico". Lo que los médicos llaman calorías es producido por la fricción causada por las grasas, obstrucción en la circulación; constipan los pequeños vasos sanguíneos.[98]

Cereales

Los cereales y todos los productos farináceos forman moco y ácido. El peor de todos es la harina blanca, debido a que hace el mejor engrudo. El pan de salvado, graham, trigo integral o centeno, resultan menos nocivos, ya que han perdido sus propiedades pegajosas. Cuando están bien cocidos o tostados y bien horneados, son mucho menos dañinos. Los cereales crudos, si se tuestan, son, hasta cierto punto, una escoba intestinal, pero contienen estimulantes erróneamente considerados "valor alimenticio". Los pasteles hechos de masa, en su estado crudo, me parecen absurdos. Cuando se comen con dulces o ácidos, producen moco y gas, al igual que toda la repostería francesa.

Legumbres

Las lentejas, frijoles y chícharos secos, son demasiado ricos en proteína, al igual que la carne y los huevos. El maní también es una legumbre.

Patatas

Son un poco mejor que los productos farináceos, debido a su mayor contenido de sales minerales. No hacen un buen pegamento pegajoso. El camote se acerca a los dulces naturales, pero es demasiado rico. Bien frito o crujiente, horneado como las patatas de Saratoga, pero sin la grasa animal, el camote llega a ser casi amucoso.

Arroz

Es uno de los mayores formadores de moco y hace un excelente engrudo. Yo creo firmemente, a través de mi experiencia con casos de enfermedades (furúnculos terribles, etc.) predominantes entre los comedores de arroz, que el arroz es la causa fundamental de la lepra, aquella terrible pestilencia.

Nueces

Todas las nueces son demasiado ricas en proteínas y grasas, deben ser comidas moderadamente y sólo en invierno. Las nueces deben ser masticadas con frutas secas o miel, jamás con frutas jugosas, ya que el agua y la grasa no son miscibles.[99]

Con la posible excepción de las nueces, lo anterior representa todos los alimentos que necesitan ser preparados de alguna manera para poder ser ingeridos; en realidad son insípidos a menos que sean especialmente preparados. Lo que las personas civilizadas llaman bueno para comer o gusto delicioso, es absurdo. Si la lengua está libre de moco, y la nariz por primera vez librada de suciedad, ambas se convertirán en "espejos mágicos", "órganos reveladores". Les podríamos llamar el puente hacia el sexto sentido, es decir, el sentido de la verdad. Usted, entonces, no podrá soportar estas especias estimulantes, especialmente la sal de mesa. Todos estos alimentos antinaturales son extremadamente amargos y poseen un olor ofensivo para una nariz normal. Los órganos sensoriales, así como el sistema entero del ser humano, se encuentran en un estado patológico, encarnados en moco y residuo parecido al pus; consideran apetecible esta comida putrefacta, debido a que estos mismos se encuentran en una condición parcialmente descompuesta.

Incluso entonces usted sería incapaz de comer las grasas y productos de origen animal sin la "preparación" del cocinero, es decir, el arte de encubrir el verdadero sabor y olor mediante el uso de especias y aderezos. En realidad, las vibraciones del gusto y olfato están tan retiradas de lo natural, que al gran comedor de carne le disgusta el maravilloso aroma de un plátano maduro. Ellos prefieren "haut gout", una palabra francesa que significa "el olor de carne parcialmente descompuesta".

No hay tabla científica que lo convenza de la verdad. Usted debe percibir con sus órganos depurados cuán equivocadamente ha sido engañado en creer que usted nutre y elabora salud y eficiencia por medio de estos alimentos, que en realidad son destructivos, debido a que estimulan, o mejor dicho, detienen la eliminación de su viejo desecho, hasta que llega el día del juicio, cuando se está oficialmente "enfermo".

Paradójicamente, es cierto que las personas civilizadas mueren por inanición, debido a la sobrealimentación de diez veces más la cantidad de alimentos destructivos. El "saco" (estómago) de la digestión, es engrandecido y hendido, prolapsado, lo cual disloca e interfiere con el funcionamiento apropiado de los demás órganos. Su glándula y los poros de las paredes son totalmente constipados, y su elasticidad, así como también la de los intestinos, con su función vital, casi paralizada. El abdomen es un saco anormalmente engrandecido de órganos dislocados, grasos y acuosos, por los cuales resbala la mitad o más de los alimentos putrefactos de la civilización. Su fermentación aumenta más y más en las heces, como en el caso de ningún otro animal, *¡y a esto se le denomina digestión!*

"*Natural Food of Man*", es el título de un libro escrito por Hereward Carrington.[100]

Existen algunos otros escritos por autores europeos, que prueban desde todos los puntos de vista que los seres humanos han y deben haber vivido en los tiempos prehistóricos de frutas y vegetales de hoja verde, alimento crudo y natural; sin embargo, un gran filósofo dijo: "Todo aquello que tiene que ser comprobado es dudoso". Quienquiera que no ve o percibe la verdad a la vez, jamás creerá en ella, aunque le sea probada miles de veces y de todos los ángulos posibles. Incluso los expertos y partidarios de las dietas frutales y de alimentos crudos, dudan que los seres humanos degenerados de hoy en día, pueden vivir una vida paradisiaca.

Me tomó unos pocos años de pruebas y experimentación continua, para estar completamente convencido, a pesar de haberlo creído al instante. Ahora memorice lo que enseño en la Lección V y en las lecciones sobre la nueva fisiología. Todos los demás están en el camino equivocado, engañados por la manía de la proteína, como así también por la ignorancia en cuanto a la apariencia interna del cuerpo, en lo que es la enfermedad, etc., pero la obstrucción principal en el reconocimiento de la verdad es la ignorancia respecto a qué sucede en el cuerpo cuando usted se alimenta de frutas, ayuna o vive de una dieta amucosa. Este hecho de que toda interpretación y sensación, que se vuelve cada vez más extraña y novedosa a medida en que se profundiza el proceso curativo, está basada en la Vieja Fisiología, es, por lo tanto, y debe estar, consecuentemente equivocado. Fue y continúa siendo el "obstáculo" primario en el esclarecimiento acerca de la curación sin drogas y dietética avanzada en particular. La dieta natural jamás fue aplicada sistemáticamente, especialmente en combinación con el ayuno, basada en la verdad de mi nueva, pero correcta fisiología. Es completamente necesario aprenderla y comprenderla. Si usted cree y sabe determinadamente la verdad de la Lección V, así como las otras lecciones relevantes al tema, jamás dudará que solamente las frutas, incluso de una clase, no sólo curan, sino nutren perfectamente el cuerpo humano, eliminando toda posibilidad de enfermedad.

El resto, desconociendo estas nuevas verdades y sin poseer el conocimiento necesario contenido solamente en el *Sistema curativo por dieta amucosa*, nunca podrán obtener un cuerpo perfectamente limpio y una curación completa, así como poseer un entendimiento de toda situación.

Ellos jamás creerán en la divina perfección del "pan celestial"; como se dice, "El Señor los castigará por ceguera", ceguera espiritual, lo que significa que la duda, la pérdida de la fe y creencia, volverá una y otra vez mientras los residuos y viejos venenos estén circulando por el cerebro para ser eliminados. Espero y sea salvado de este trágico error.

Entre más se libre de cualquier clase de residuo y venenos, mejor podrá percibir, sentir y creer la verdad más grande de todas: "Que la dieta paradisiaca no sólo es suficiente, sino que lo elevará cada vez más hacia condiciones físicas y mentales jamás experimentadas".

---

[97] Como se mencionó anteriormente, muchos lectores asumen que los aguacates son libres de moco porque son técnicamente un "fruto". A pesar de que los aguacates no se abordan específicamente por Ehret—ya que no se convirtieron en un prevalente artículo para ensaladas, hasta la década de 1950—, él claramente indica que todos los alimentos que contienen grasa, incluyendo las grasas de origen vegetal, son formadores de moco. Los aguacates se han convertido en un alimento esencial para muchos que se identifican como crudistas, veganos y frugívoros. Desde la perspectiva de la

dieta amucosa, es importante estar conscientes de la cantidad de frutos grasos que consume, o evitarlos por completo. Si los come por el momento, lo más conveniente es transicionarse conscientemente lejos de ellos.

[98] Ehret no dice mucho acerca de la teoría calórica, lo que propone su desprecio hacia ella. El término "caloría" (circa 1865) deriva del latín calor, gen. caloris, que significa "calor". La caloría grande, también conocida como caloría dietética o nutricional, es la cantidad de energía requerida para elevar la temperatura de un kilogramo de agua por un grado Celsius. Un calorímetro, inventado por Wilbur Olin Atwater (1844-1907), es el dispositivo que se utiliza para medir el calor de las reacciones químicas, así como la capacidad calórica. Lo que se conoce como "energía de los alimentos" se define como la cantidad de energía obtenida de los alimentos, por medio de la respiración celular. Basándose en la primera ley de la termodinámica, la cual dicta que la energía no puede ser creada ni destruida, sino sólo puede ser transformada de una forma a otra, Atwater teorizó que la cantidad de energía alimentaria sin utilizar, resulta sobrante y es almacenada en el cuerpo. Atwater presentó el peso de una caloría como un medio para medir la eficiencia de una dieta. Afirmó que diferentes tipos de alimentos producen diferentes cantidades de energía, y propuso que una dieta óptima debería incluir en su mayoría proteínas, frijoles y vegetales, mientras que las grasas y las frutas deberían evitarse (véase *Principles of Nutrition and Nutritive Value of Food* por Atwater, 1904).

Pero, ¿cómo es posible que un calorímetro incinere los alimentos tal como el cuerpo humano lo hace? Simplemente no lo hace. La forma en que el cuerpo metaboliza los alimentos, no se asemeja al proceso de incineración utilizado por un calorímetro. La manera en que las calorías se conciben en el campo dietético, ha cambiado un poco desde la época de Ehret, aunque aún se estima que las grasas representan nueve calorías por gramo, los carbohidratos y proteínas cuatro, y la fibra (ocasionalmente contada por separado) dos. Desde los tiempos de Atwater, la práctica del conteo de calorías para restringir la ingesta de alimento, con la esperanza de perder peso, ha permanecido de moda.

El concepto de las calorías es, a lo mucho, inútil y anticuado, mientras que el fanatismo que lo rodea es bastante desafortunado. En última instancia, contar calorías o la energía alimentaria de las frutas y vegetales, así como de una bolsa de frituras o un filete, es el colmo de la locura. Desde la perspectiva de Ehret, los dos últimos no son productos alimentos aptos para los seres humanos. ¿Cuántas calorías tiene un blanqueador? Dado que no le consideramos como alimento, no se ha realizado un cálculo. Los seres humanos, como una especie frugívora tropical, sobrevivió durante años sin empeñarse en medir la cantidad de calor requerido para elevar la temperatura de 1 kilogramo de agua por 1 grado Celsius (1 caloría "grande"). Tal forma de pensamiento ha fomentado una noción fundamentalmente errónea sobre la nutrición y el metabolismo, y ha permitido a la gente racionalizar el consumo de sustancias nocivas. Desde la perspectiva de Ehret, lo que los dietistas occidentales consideran "energía" de los alimentos formadores de moco, no es más que la "estimulación" de un veneno. La energía, es decir, la verdadera vitalidad del cuerpo humano, solamente existe en un ambiente interno que se encuentra libre de desechos ácidos, moco y materias foráneas tóxicas, sin eliminar. Para más información sobre la teoría de la vitalidad humana de Ehret, véase la lección V.

[99] Anteriormente en el libro, las nueces son listadas como amucosas. Sin embargo, eso contradice lo que se dice acerca de las nueces aquí. Ehret explica que todas las grasas son formadoras de moco y ácido. Para ser claros, las nueces son un alimento formador de moco. Como se mencionó anteriormente, siempre deben acompañarse con frutas secas, como las uvas pasas, para ayudar en la digestión y en la moderación durante la transición.

[100] Hereward Carrington, PhD. (1880-1958) fue un reconocido escritor e investigador británico de los fenómenos psíquicos. Sus temas incluían diversos de los casos de más alto perfil de la aparente capacidad psíquica de su época, y escribió más de 100 libros sobre temas, incluyendo la investigación psíquica y paranormal, así como la salud progresiva. Su más famoso libro, *The Natural Food of Man: A Brief Statement of the Principal Arguments against the use of Bread, Cereals, Pulses, and all other Starch Goods* (1912), explora la naturaleza frugívora de los seres humanos.

Sexo

Lección XXIII

Enfermedades Venéreas

Mediante los conocimientos recibidos en las lecciones anteriores, sabe ahora y puede comprender mejor que cualquier naturópata, que no hay diferencia principal entre una clase de enfermedad y otra.

En este caso en particular, sin embargo, encontramos una excepción, en lo concerniente a los síntomas de la sífilis. Las enfermedades venéreas pueden ser curadas fácilmente por dieta y ayuno, debido a la simple razón de que el paciente es generalmente joven. La cura es agravada o se dificulta si se han utilizado drogas. Por supuesto que esto infortunadamente sucede en la mayoría de los casos.

Los llamados síntomas característicos de cualquier tipo de enfermedad sifilítica, son debido a las drogas de una o varias clases.

Gonorrea

Nada es más fácil de curar que este "resfriado" o "catarro" del órgano sexual, si se encuentra intacto de drogas o inyecciones. Los médicos deben reconocer que esta condición puede *existir sin relaciones sexuales*, y por esto, es difícil culpar al germen. La gonorrea es simplemente una eliminación a través de este órgano natural de eliminación. Los grandes comedores de carne son muy susceptibles a dicha enfermedad. Si una chica de sociedad la contrae, se le denomina Leucorrea.

Si las inyecciones son usadas por un período de tiempo continuo, el moco y pus son devueltos a la glándula prostática, vejiga, etc. En el caso de la mujer, el vientre entero—útero—se inflama, produciendo toda clase de enfermedades femeninas comunes.

Tuve cientos de casos los cuales la Naturopatía no pudo curar. Solamente el ayuno y esta dieta pueden ayudar. Roséola o erupción rosada, un eczema sifilítico caracterizado por su sombra "gris jamón", la sombra gris en la esclerótica, se debe al ácido salitre, inyecciones de óxido de plata. Esta también es la causa si la gonorrea entra al hueso. A estos tres síntomas se les denomina síntomas sifilíticos. El mercurio es la causa determinante del chancro duro de la sífilis secundaria y terciaria.

La llamada "sífilis" no existe dentro del reino animal o entre la gente incivilizada. Las drogas, junto con la dieta de la civilización, tienen la culpa de estas destructivas enfermedades. Por supuesto que los excesos sexuales también son culpables, pero conociendo exactamente qué es la enfermedad, estará de acuerdo si expongo el "misterio" de esta enfermedad de un solo golpe, es decir, las drogas y la excesiva dieta cárnica de la civilización, son más culpables que todos los demás excesos sexuales juntos.

Para un paciente envenenado, especialmente por mercurio, es necesaria una dieta de transición muy larga y cuidadosa.[101] Una dieta radical a base de frutas, o un ayuno, puede llegar a ser perjudicial, no por su acción en sí, sino por las drogas que son disueltas y llevadas a la circulación para ser eliminadas.

Esta condición requiere de un cuidadoso control de la eliminación que, bajo toda circunstancia, requiere de un experto con previa experiencia.

La dislocación o caída de matriz, enfermedad tan común, puede ser curada sólo por esta dieta, junto con una combinación de cortos y largos ayunos y una larga dieta preparativa.

He salvado de las torturas médicas a cientos de pacientes sufriendo de inflamación en la glándula prostática, estenosis y enfermedad de la vesícula. He facilitado las curas, incluso después de que la Naturopatía fallara con la aplicación de métodos naturales de eliminación, a través de una nueva y perfecta composición sanguínea resultante de una dieta amucosa.

Psicología sexual

Es significativo que la relación sexual sea vista, en nuestra civilización, como un acto inmoral. Aún se encuentra a la sombra de un misterio. Desde el punto de vista de la moral natural, dice un filósofo: Una persona sucia no tiene derecho a producir un nuevo ser. "Usted no sólo generará, sino que se reproducirá", dice el gran pensador, Nietzsche.

El hecho es que todos, con pocas excepciones, somos productos de estímulos, en vez de las exclusivas vibraciones amorosas. La procreación es el acto más divino y sagrado e implica la más alta responsabilidad, especialmente por parte del padre. Un germen con el más ligero defecto, es una generación hacia atrás y no hacia adelante. En las clásicas civilizaciones antiguas, el "sexo" era considerado una secta, una religión, y en la mayor parte de la poesía mitológica de la gente civilizada, el amor es el tema general más importante y principal en el consciente o subconsciente deseo de reproducir su especie.

El hecho es comprobado por las estadísticas de que toda familia que habita en la ciudad, muere o desaparece a la tercera o cuarta generación. En otras palabras, los "pecados" de los padres producen niños enfermos, y los hijos de éstos degeneran hacia la muerte a la tercera generación. ¿Cuáles son los "pecados"? "Amarás a tu prójimo", y quizá lo hace, pero mata a su propio hijo parcialmente antes de su nacimiento. La enfermedad latente es general y universal. ¿Cómo puede un germen defectuoso desarrollarse en un ser perfecto entre un colon inmundo, principalmente constipado, y la vejiga impura de una madre civilizada? Y una de las peores tragedias de la ignorancia, es aquella madre que come el doble del número de "cadáveres" descompuestos de animales asesinados hace años en los corrales de Chicago, porque se le recomienda *"comer por dos"*—ella y el embrión en desarrollo.

Control natural del sexo

"¡La verdad sobre todo!—Confiese sus pecados a su propio corazón". Es una paradoja blasfemante, condición trágica (no hay palabra suficientemente fuerte), el estimular continuamente una función con imposición, ignorantemente esperando así crecer saludable y feliz, creyendo que puede suprimir o controlar esta función mediante la predicación de morales.

La Naturaleza no le escucha, pero usted debe escuchar a la Naturaleza, si quiere ser feliz. Somos el resultado de estímulos y no de vibraciones naturales y amorosas, lo que finalmente conduce a la impotencia.

La única manera de curar la impotencia es por medio del ayuno y esta dieta (Véase la lección V). El sexo es una parte de la vitalidad, incluso podría considerarse el barómetro de la regeneración, rejuvenecimiento, salud y felicidad.

Yo he visto mujeres ser curadas de esterilidad; y cada paciente que tomó seriamente este sistema, para curar cualquier clase de enfermedad, se "rejuveneció".

Nadie en la civilización occidental sabe lo que significan las genuinas "vibraciones amorosas" de un cuerpo con sangre limpia, compuesta de ingredientes tales que producen corrientes eléctricas y electricidad estática, enviadas y recibidas "inalámbricamente"—el cabello. Vea lo que tengo que decir sobre el cabello en mi *Ayuno racional*. La barba de un hombre es un órgano sexual secundario. Los imberbes y calvos son de una calidad sexual "secundaria" en todo aspecto. Véase Jueces 16:13-18.[102]

Si pudiera convencerse de cuan fácil es controlar el sexo por medio de esta dieta, pronto abandonaría sus filetes y huevos.

La masturbación, emisiones nocturnas, prostitución, etc., son eliminadas totalmente de la vida sexual de todo aquel que vive en una dieta amucosa, después de que su cuerpo haya llegado a ser limpio y poderoso.

Aquel dicho, "conservar el germen (idea de expertos de hoy en día) nutrirá el cerebro de la persona (sustancia rica en proteína)", es absurdo. El amor es el poder más grande y constituye, si es natural, el más elevado "alimento invisible" del infinito para el alma y el cuerpo.

---

[101] Para obtener mayor información sobre el mercurio, véase la nota 28.

[102] En la Biblia hebrea, a Sansón (que significa "hombre del sol") se le concedió una fuerza sobrenatural por Dios, para combatir a sus enemigos y realizar hazañas heroicas. Sus dos defectos fatales, sin embargo, eran su atracción a las mujeres engañosas y su cabello, sin el cual perdería su poder y vitalidad. En estos versículos, Dalila intenta descubrir aquello que brinda a Sansón su gran fuerza, para así poder encontrar una manera de dominarlo. Finalmente admite que su cabello jamás había sido cortado y que éste era la fuente de su fuerza (incluyo los versos 13-20 para proporcionar un mayor contexto):

> Jueces 16:13-20 (New American Bible): **13** Dalila entonces dijo a Sansón: "Hasta ahora me has engañado y me has dicho mentiras. Declárame, ¿cómo se te puede atar?" "Si tejes siete trenzas de mi cabellera con la tela y la aseguras con una clavija", le dijo él, "entonces me debilitaré y seré como cualquier otro hombre". **14** Y mientras él dormía Dalila tomó las siete trenzas de su cabellera y las tejió con la tela. Entonces la aseguró con la clavija, y le dijo: "¡Sansón, los Filisteos se te echan encima!" Pero él despertó de su sueño y arrancó la clavija del telar y la tela. **15** Así que ella le dijo: "¿Cómo puedes decir: 'Te quiero', cuando tu corazón no está conmigo? Me has engañado estas tres veces y no me has declarado dónde reside tu gran fuerza". **16** Y como ella le presionaba diariamente con sus palabras y le apremiaba, su alma se angustió hasta la muerte. **17** Él le reveló, pues, todo lo que había en su corazón, diciéndole: "Nunca ha pasado navaja sobre mi cabeza, pues he sido Nazareo para Dios desde el vientre de mi madre. Si me cortan el cabello, mi fuerza me dejará y me debilitaré y seré como cualquier otro hombre". **18** Viendo Dalila que él le había declarado todo lo que había en su corazón, mandó llamar a los príncipes de los Filisteos y dijo: "Vengan una vez más, porque él me ha declarado todo lo que hay en su corazón". Entonces los príncipes de los Filisteos vinieron a ella y trajeron el dinero en sus manos. **19** Y ella lo hizo dormir sobre sus rodillas, y mandó llamar a un hombre que le rasuró las siete trenzas de su cabellera. Luego ella comenzó a afligirlo y su fuerza lo dejó. **20** Ella entonces dijo: "¡Sansón, los Filisteos se te echan encima!" Y él despertó de su sueño, y dijo: "Saldré como las otras veces y escaparé". Pero no sabía que el SEÑOR se había apartado de él.

Ehret señala nuestra atención a estos versículos de la Biblia, ya que muestran cómo el poder y la vitalidad de un fuerte ser humano, se perdía tan pronto como se cortaban o afeitaban el cabello. Para Ehret y muchos de sus compañeros naturistas, el afeitado y corte de cabello no sólo eran antinaturales, sino también debilitantes y poco saludables. Desde esta perspectiva, la capacidad de dejarse crecer el cabello es un signo de limpieza y salud superior.

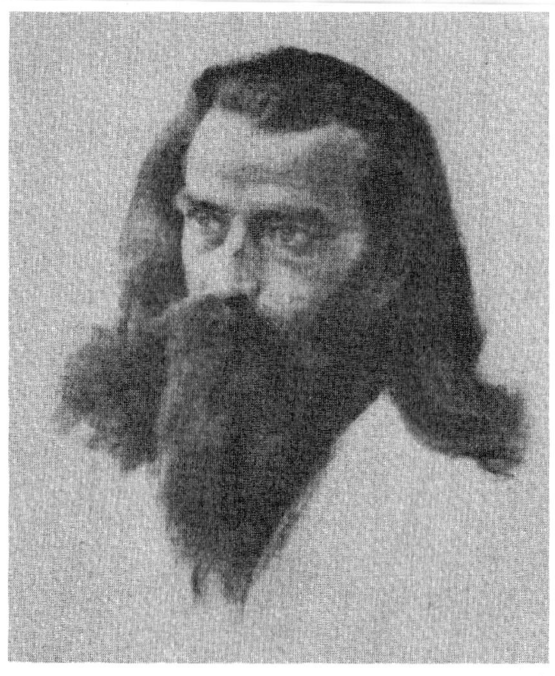

Bosquejo de un retrato de Ehret, tomado después de un ayuno de 40 días, que muestra gran cantidad de pelo facial y cabello más largo.

Sexo—Parte 2

Lección XXIV

Maternidad y eugenesia[103]

La maternidad, junto con una dieta amucosa, antes, durante y después del embarazo, es el desarrollo orientado hacia un parto similar al de la Madonna, pureza sagrada principalmente diferente al peligroso parto, llamado "ordinario", con el riesgo omnipresente de la vida, conocido en nuestra civilización actual.

Si el cuerpo femenino está perfectamente limpio por medio de esta dieta, la menstruación desaparece. En las escrituras, es conocido por la significativa palabra de "purificación", lo que en realidad es. Se encuentra limpio y deja de ser contaminado por el flujo mensual de sangre impura y otros desechos. Esta es la condición ideal de la pureza interna capaz de una "inmaculada concepción". Cuando se ve a la luz de la verdad, se entiende fácilmente el "misterio de la Madonna".

Cada una de mis pacientes reportó que su período aminoró, experimentando intervalos de 2, 3 o 4 meses, hasta que desapareció por completo. Esta última condición, fue experimentada por aquellas que se sometieron a un perfecto proceso depurativo, por medio de esta dieta.

Desaparecen los dolores de cabeza, de muelas, los vómitos y todos los supuestos "males de embarazo". Esto conlleva a un parto sin dolor, una amplia suficiencia de leche muy dulce, bebés que nunca lloran, bebés que están "limpios" de manera muy diferente al resto; estos son los maravillosos hechos que he aprendido de cada mujer que se convierte en madre, después de haber vivido en esta dieta.

No es recomendable realizar un cambio radical en la dieta durante el embarazo o lactancia; esto debe ser hecho por lo menos 2 o 3 meses antes de la concepción.

"Comer por dos", con una dieta especial, es innecesario si el cuerpo está limpio. Los bebés de hoy en día son sobrealimentados, resultando en estos peligrosos partos. El único cambio razonable es incrementar el consumo de dulces naturales, tal como los higos, uvas pasas, dátiles, uvas, etc.

Alimentando al bebé

Si la leche materna resulta ser insuficiente o mala, no utilice la leche de vaca por sí sola. Debe ser diluida con al menos un tercio o mitad de agua y endulzada con miel o lactosa. Comience a alimentar al bebé lo más pronto posible con una cucharadita de jugos de fruta (jugo de remolachas hervidas también es bueno) y miel, diluida en agua, entre las comidas. El gusto del bebé es dulce, comprobando así que el azúcar de fruta es la "esencia" de toda dietética.

Lo que es considerado como un bebé bien alimentado y sano, de peso normal, es, en realidad, libras de desecho y leche descompuesta.

Independientemente de que el bebé esté enfermo o no, tan pronto como usted comienza a alimentarle jugos de fruta y puré de frutas cocidas, aprenderá de la eliminación y podrá ver que estoy en lo correcto. Por lo tanto, el cambio debe ser hecho cautelosamente. Los bebés e infantes deben someterse al mismo proceso depurativo que los adultos. Yo creo que un bebé bien amamantado por buena leche materna en esta dieta y sin alimentos proteicos especiales, crecerá maravillosamente, y después del destete, podría ser criado con manzanas solamente.

Como ya ha sido establecido, si se hace un cambio de este tipo en la dieta del bebé, antes deben ser curados—independientemente de que estén enfermos o no—, depurados de su "enfermedad latente". Esta es la cuestión que todos se rehúsan a creer, saber o comprender.

Los dulces naturales son necesarios para la elaboración de un esqueleto fuerte en un niño en crecimiento. La cal también es importante.

He aprendido a través de los pocos ejemplos que tuvimos en Europa, que el carácter, generalmente la mente del niño en crecimiento, es beneficiosamente influenciada en gran medida por esta dieta, con el progreso de la pureza del cuerpo. Los "inconvenientes" del criar niños, de los cuales puede salvarse, son enormes. ¡No más enfermedades infantiles!

Miles de madres prácticamente asesinan a sus hijos involuntariamente antes de que nazcan, por medio de la sobrealimentación. He aquí la única y más adecuada manera de combatir la mortalidad infantil. *No hay deber moral más alto que el producir un ser perfecto.*

Eugenesia de una raza superior libre de enfermedad

Usando como comparación una planta, se puede decir que la "maternidad" representa la CALIDAD de la tierra, mientras que la "paternidad" representa la calidad de la semilla—del germen.

Un suelo relativamente pobre, casi estéril, pero con una buena semilla, produce una planta bastante buena, pero una semilla *defectuosa*, incluso siendo plantada en el mejor suelo, no puede producir NADA.

Los criadores de animales, especialmente los de caballos, saben que la calidad de un padrillo de sangre pura pasa a través de innumerables generaciones, incluso abarcando una gran cadena de madres "indiferentes". Esta es la razón por la cual la herencia de las cualidades positivas y negativas (tuberculosis, por ejemplo), omite una generación entera.

Como en todo aspecto de la vida, este problema también es diferente, y, por supuesto, es diferente en el caso de un cuerpo limpio en una dieta natural. Los médicos y naturópatas, por igual, difícilmente creerán en los nuevos principios y argumentos que yo he aportado y postulado en esta obra. Ellos razonan y argumentan a base de los hechos y experiencias de un cuerpo inmundo, viviendo en la dieta antinatural de la civilización.

No se puede razonar acerca de los colores con un ciego de nacimiento. No puede utilizar los viejos argumentos y la vieja fisiología, con el fin de refutar mis declaraciones.

Hasta que no haya experimentado personalmente en su propio cuerpo las verdades de mis enseñanzas, tendrá que aceptar y creer las nuevas.

Por favor comprenda, como los profetas lo hicieron, qué significa el AYUNO SUPERIOR.

Durante un período que abarca varias décadas, e incluso parcialmente hoy en día, la ciencia de la eugenesia creía en la necesidad de la exogamia. Ellos consideran dicho tipo de cría una absoluta necesidad para los animales y la raza humana, basado en los resultados negativos acumulados de la endogamia entre los seres humanos.

¿No es nada menos que el problema del futuro de la nación americana—la mezcla racial o endogamia? La raza judía es la respuesta. Es la única en existencia en donde la endogamia es natural y perfecta. El matrimonio entre parientes cercanos falla simplemente porque nosotros nos hemos degenerado demasiado en comparación con el pueblo de su ancestro Abraham. La exogamia es un "estímulo" con un resultado aparentemente positivo, que dura por una o dos generaciones y entonces, por lo general, la familia se extingue.

La Familia Real europea mantuvo su árbol genealógico limpio, asegurando buenos resultados, mientras no vivieran de lujo moderno. Las familias de los nobles desaparecían rápidamente, debido a que fracasaron en continuar la generación de varones. La dieta lujuriosa de hoy en día, en lugar de la antigua simplicidad de hace siglos, es de culpar. Las generaciones anteriores vivían como agricultores (una vida más natural). Hoy en día son los típicos "altaneros" en la Sodoma moderna; ¡no es de extrañar que una degeneración expirante sea el resultado!

Predeterminación del sexo

Lo que me empeñaré en mostrar aquí es cómo crear un genio, y esto le probará, al mismo tiempo, que la predeterminación del sexo está basada en un principio más elevado que el solo acto de la concepción.

Una y otra vez, esta dieta lo es todo. ¡Los seres humanos son lo que comen! ¿No son todos los genios, grandes hombres, inventores y los más grandes artistas de toda clase, nacidos de parentela humilde?

¿Por qué aumentó el número de nacimientos varones durante la guerra europea? Ellos serán hombres buenos e inteligentes. La restricción en la dieta y las relaciones sexuales—¡eso es todo! Entre más limpios estén los cuerpos de ambos padres, menos frecuente serán las relaciones sexuales, menos cantidad de buen alimento, aumentando así las vibraciones amorosas, y con estas condiciones, habrá más posibilidad para un genio, el cual siempre es un varón. El ejemplo ideal de este verdadero hecho histórico es el siguiente:

Durante la peste negra, siglos atrás, un grupo de jóvenes tomó refugio en una casa de un vecindario en Florencia, Italia. Durante semanas no tenían nada que comer y luego, por supuesto, sólo escasamente. Contrajeron matrimonio y generaron la familia de los Medici, la cual produjo los más grandes estadistas, artistas y científicos de cualquier clase conocidos en la historia de la civilización occidental.

Sabemos que la vitalidad vibra más perfectamente a través de un cuerpo libre de residuo, que en uno congestionado por alimento. Este es el ayuno superior con sus condiciones indescriptibles. Sin embargo, aún más difícil de describir, son las vibraciones amorosas—cuando los seres humanos ascienden a un ser semejante a Dios, tal como debieron ser en los tiempos prehistóricos de la dieta Divina. Las emanaciones magnéticas sexuales se vuelven tan magníficas, que el amor en conjunto con la glotonería, parece un crimen.

Es una costumbre religiosa judía que la joven pareja ayune el día de su boda, pero esto sólo es un recordatorio de una ley higiénica del gran estadista Moisés—para generar genios mediante superiores ondas amorosas a través del infinito.

Es el principio por el cual la población masculina, cuando vive de alimento "limpio", tiene la oportunidad de generar una superior y libre de enfermedad.

Todo aquel que avanza en el camino hacia las condiciones "paradisiacas" de los seres humanos, pronto sentirá esta verdad. Los seres humanos fueron alguna vez una clase de ser superior, ¡no una especie de la familia del mono![104] Nosotros sólo somos una sombra del ser humano original, a causa de nuestra degeneración, pero usted aún puede experimentar aquello que no puede ser descrito, ¡que esta clase de eugenesia es la verdad fundamental de la evolución hacia el "Cielo en la Tierra"!

---

[103] El término *eugenesia* fue acuñado en 1883, junto con el adjetivo *eugénico*, por el científico inglés Francis Galton (1822-1911). Es una analogía de la ética, física, etc., proveniente del griego *eugenes* o "de buena cuna, de buena cepa, de raza noble", de *eu-* "buen" + *genos* "nacimiento". El término se asocia con un movimiento y filosofía biosocial, que propone la mejora de los rasgos hereditarios humanos mediante la promoción de mayor reproducción entre las personas y rasgos más deseados, y una reducción en la reproducción de personas y rasgos menos deseados. Los propagadores tendían a creer en la superioridad genética de los pueblos nórdicos, germánicos y anglosajones; además apoyaban la esterilización forzosa de los pobres, discapacitados e "inmorales".

Ehret utiliza el término "eugenesia" para plantear una idea filosófica sobre el potencial de desarrollar una raza humana mejorada, por medio del *Sistema curativo por dieta amucosa.* Para muchos lectores de hoy en día, este término resulta desagradable, debido a su asociación histórica con las políticas racistas y genocidas. Es un hecho que Ehret escribió este texto antes del punto culminante de las radicales políticas eugénicas en los Estados Unidos y por Hitler en Alemania. Sin embargo, las creencias de Ehret en cuanto a una supuesta raza superior de personas, son diametralmente opuestas a la mentalidad de la supremacía blanca, que fue el fundamento de la mayoría de los programas eugénicos. La proposición de Ehret es que aquello que identificamos como la raza, la cual es aceptada hoy como un sistema de creencias socialmente construido, y no un hecho biológico por la mayoría de los científicos y académicos, es una expresión física del grado en el que el organismo de uno ha sido abrumado por moco/toxinas. Es decir, entre más oscuro esté usted, más libre de moco se encuentra. Esta perspectiva va alineada con los descubrimientos científicos que revelan que el Homo sapiens es una especie frugívora (que come frutas), tropical, que tiene sus orígenes en África ecuatorial. Ehret no utiliza el término de manera intolerante, en la medida en que habla orgullosamente de su piel tornándose más oscura durante sus ayunos de fruta prolongados. Por otro lado, mencionó que notó que su piel se volvió más clara después de comer tan sólo una pieza de pan. Por lo tanto, desde la perspectiva de Ehret, el color de piel no se basa en lo cerca que vive un organismo del ecuador, o en la producción de melanina (que Ehret se refiere con "sales minerales"), sino se basa principalmente en la cantidad de residuos sin eliminar que contiene el cuerpo a nivel celular.

En suma, el uso de Ehret de la palabra eugenesia es algo único y diferente a muchos de sus compañeros. Hoy en día, términos tales como la genética, la selección natural, evolución, etc., pueden ser etiquetas más políticamente correctas para enunciar aquello que Ehret apoyaba. En esencia, se trata del argumento de "supervivencia del más apto", por lo que los seres humanos más aptos, son los que viven de acuerdo con las leyes naturales y se alimentan de una dieta amucosa.

104 Esta es una declaración sumamente profunda por Ehret. En estos últimos capítulos, tiende a revelar algunas de sus filosofías más metafísicas y espirituales. Aquí, Ehret rechaza la idea de la evolución darwiniana (que los humanos evolucionaron a partir de la familia de los simios) y sugiere que el origen de los seres humanos proviene de un plano superior. Tal vez los humanos se degeneraron de una fuente que no tiene comienzo ni final. Muchos seguidores de Ehret también rechazan la teoría de la evolución y han adoptado una teoría de "devolución", por la cual los seres humanos están comiendo activamente, descendiendo al reino animal. Para obtener más información acerca de los conceptos mencionados, consulte *Spira Speaks: Dialogs and Essays on the Mucusless Diet Healing System.*

La aplicación de eliminación mediante ajustes físicos: ejercicios, duchas, baños de sol y baños internos

Lección XXV

Como se mostró en lecciones anteriores, todos los tratamientos físicos vibran o sacuden los tejidos y, por lo tanto, estimulan la circulación en un sentido u otro, con el propósito y resultado de desprender y eliminar las "materias foráneas", la causa de toda enfermedad.[105] El cuerpo humano lo hace por sí solo de la manera más perfecta, tan pronto como usted ayuna o en cuanto su composición se haya renovado mediante una dieta natural.

Por lo tanto, los tratamientos de fisioterapia y la cultura física se pueden combinar con esta dieta y el ayuno, para imponer y acelerar la eliminación. Sin embargo, debo aconsejarle, sin exagerar, que éstos se tomen con extrema cautela, especialmente en los días "malos"—días de fuerte eliminación. Si usted está cansado y se siente mal, entonces descanse y duerma tanto como pueda. En los días que se sienta "bien", durante un ayuno o dieta estricta, también puede aplicar algún tratamiento físico, tal como el ejercicio, baños, masaje, respiraciones profundas, etc.

Los mejores ejercicios, así como los más naturales, son el caminar, bailar y cantar. Este último es el ejercicio respiratorio más natural, con la ventaja de que implica vibraciones torácicas desprendedoras.[106] Un excelente "ejercicio" y uno del que todos saben, es el senderismo. Cuando trepa montañas, usted incrementa su respiración de la manera más natural. Su respiración mejora y se vuelve más armoniosa que con cualquier otro "sistema" de ejercicios.

Cuanto más limpio llegue a estar, usted comprenderá, con más facilidad, lo que enseño en la Lección V: que el aire y los demás ingredientes de los bosques, son "alimento", alimento invisible.

Ambas manos deben estar libres al caminar, para así permitir movimientos naturales continuos.

El trabajo de jardinería también es otro ejercicio natural.

Usted generará salud al cuidar de su cuerpo apropiadamente. Los siguientes ejercicios son sugeridos a aquellos que deseen mantenerse físicamente en forma. Debo recordarle, una vez más, que el aire es más necesario para la vida que la comida. Por lo tanto, una respiración apropiada es esencial. *No se ejercite en una habitación cerrada y sofocante.* Párese delante una ventana abierta. Tome un profundo respiro con cada ejercicio. Inhale por la nariz y exhale por la boca. Póngase frente a un espejo mientras se ejercita y admire la flexibilidad y elegancia con la que realiza cada movimiento. Enamórese de usted mismo, si nadie más lo hará. Mantenga una separación de 15 pulgadas entre los pies—manténgase erguido y use tensión muscular.

Ejercicio No. 1

Párese derecho, manos a los costados, apretando los puños con fuerza. Levante los brazos lentamente tan alto como pueda, sobre su cabeza, tomando un profundo respiro. Relájese y exhale. Repita cinco veces.

Ejercicio No. 2

Extienda sus brazos y asegúrese que estén al nivel de su pecho. Apriete sus manos con fuerza y hale hacia la derecha, resistiendo con la mano izquierda. Luego repita el movimiento, pero ahora estirándose al lado izquierdo. Relájese después de cada movimiento, exhalando a la vez. Repita cinco veces cada ejercicio.

Ejercicio No. 3

Tome firmemente su mano izquierda con la derecha enfrente del cuerpo. Resistiendo con la mano izquierda, levante con la derecha utilizando toda su fuerza, mientras eleva sus brazos en alto sobre su cabeza. Respire profundamente en el movimiento ascendente y relájese antes de exhalar. Repita con la mano derecha, resistiendo con la izquierda, cinco veces cada uno.

Ejercicio No. 4

Tómese las manos por encima de la cabeza, dejándolas descansar sobre ésta. Inclínese a la derecha, estirando fuerte, luego a la izquierda cinco veces, y después alternando primero la derecha, luego la izquierda. Respire profundamente entre cada movimiento y exhale cuando esté relajado. Este ejercicio es especialmente útil para estimular el hígado.

Ejercicio No. 5

Tómese las manos por detrás de la nuca, manteniendo los músculos tensos. Gire a la derecha, luego a la izquierda, cinco veces. Ahora estírese a la izquierda y después a la derecha, cinco veces. Mantenga las piernas rígidas, pero permita a su cuerpo balancearse.

Ejercicio No. 6

Tómese las manos por detrás de la espalda, y sin doblar el cuerpo, levante sus brazos tanto como sea posible. Inhale durante el movimiento ascendente; relájese y exhale. Repita cinco veces. Este ejercicio es benéfico para el desarrollo del pecho.

Ejercicio No. 7

Coloque su mano derecha sobre su cadera izquierda, apriete su puño izquierdo, levantándolo lentamente, mientras toma un profundo respiro. Al mismo tiempo, doble el cuerpo a la derecha, tanto como sea posible. Haga que duela. Relájese y exhale. Repita con la mano izquierda colocada en la cadera y levantando el brazo derecho con el puño apretado con fuerza. Repita cinco veces cada uno.

Ejercicio No. 8

Tome sus manos firmemente en frente del pecho, tensando todos los músculos, y gire a la izquierda. Ahora gire a la derecha tanto como sea posible. No permita que se muevan los pies. Inhale durante el movimiento; relájese y exhale. Repita cinco veces cada ejercicio.

Ejercicio No. 9

Levante sus brazos sobre su cabeza tan alto como pueda, incluso permitiendo que el cuerpo se doble hacia atrás. Ahora dóblese hacia el frente, y sin doblar sus rodillas, intente tocar el suelo con sus dedos. Exhale cuando se encuentre relajado. Repita este ejercicio lentamente cinco veces y aumente gradualmente a 20 veces.

No se canse con ningún ejercicio. Si los ejercicios lo entumecen en un comienzo, es una clara señal de que los necesitaba y que le están beneficiando. El dolor y cansancio desaparecerán muy pronto, si continúa persistentemente con los ejercicios. Puede añadir otros ejercicios, pero asegúrese que estén acompañados por respiraciones profundas. *Reproduzca su música preferida mientras se ejercita.* Cualquier aire de marcha bastará.[107] Las vibraciones de la música son maravillosas. Es preferible ejercitarse a primera hora—inmediatamente después de levantarse. Si se usa vestimenta, que sea holgada. Comience con unos pocos ejercicios e increméntelos gradualmente. Sobre todas las cosas, no lo considere un deber, sino diviértase al hacerlos. El bailar y aplicar estiramientos con el acompañamiento de la música, probará ser sumamente beneficioso.

Baños de Sol

Tome un baño de sol, siempre que tenga la oportunidad de hacerlo. Al comienzo, no exceda los 20 o 30 minutos y mantenga su cabeza cubierta. En los días "malos"—días de gran eliminación—manténgase fresco.

Cuanto más limpio llegue a estar, más gozará del baño de sol y permanecerá por más tiempo. También notará que resistirá mucho más calor. Después del baño de sol, es bueno tomar una ducha corta de agua fría o frotarse con una toalla empapada en agua fría.

El baño de sol es un excelente eliminador "invisible" de desechos y rejuvenece la piel, tornándola semejante a la seda y dándole un color natural pardo. Los hombres civilizados de nuestra raza muestran, por su blanca piel, que están enfermos desde su nacimiento; heredaron los glóbulos blancos, mucosos—un "signo de la muerte".

Como toda vestimenta debe ser removida durante el baño de sol, construya un pequeño recinto, donde pueda recostarse en el patio trasero o incluso en la azotea, lejos del acecho de los ojos inquisitivos. La vestimenta de la civilización ha imposibilitado al ser humano en conseguir su adecuada cuota de la fuerza vivificante del aire fresco y el sol, tal esencial para la salud y la felicidad. Los rayos directos del sol sobre el cuerpo desnudo, suministran la electricidad, la energía y la vitalidad a la batería humana, renovádola en vigor, fuerza y virilidad.[108]

Baños internos

Durante el período de transición, aunque tenga movimientos intestinales regularmente, *es recomendable lavar el colon*. El residuo pegajoso, moco viscoso y otros distintos venenos que la Naturaleza intenta expulsar, deben ser ayudados tanto como sea posible. Puede utilizarse una jeringa de bulbo para menores, después del movimiento intestinal regular; deben usarse dos o tres cuartos de galón.[109]

Intente tener un movimiento intestinal natural antes de inyectar el agua. El cuerpo debe estar en una posición reclinada, recostado del lado derecho.[110] La jeringa no debe estar a más de tres o cuatro pies sobre el paciente. El agua debe estar caliente, pero no ardiendo, y debe comprobarlo con su codo. Si siente cualquier molestia, interrumpa el flujo hasta que ésta pase, ya que deben retenerse los dos o tres cuartos de galón enteros a la vez. Si el calambre o dolor se vuelve demasiado grande, evacúe el agua y repita la operación.

El agua debe permanecer en los intestinos durante 15 o 20 minutos, o tan largo como sea cómodo. Aún acostado sobre su lado, masajee su colon suavemente en un movimiento ascendente. A continuación acuéstese de espalda con las rodillas levantadas y masajee al cuerpo de derecha a izquierda; ahora voltéese, acostado sobre su lado izquierdo y dé un masaje al lado izquierdo en un movimiento descendiente. Ahora debe estar listo para expeler el agua. La mejor hora para aplicarse un enema es antes de acostarse a dormir.

Duchas

Las autoridades difieren en la cuestión de la ducha casi tan ampliamente como en la dieta. El *Sistema curativo por dieta amucosa* producirá la "piel que usted adora tocar", mediante un suministro de sangre limpia y sin la asistencia de cosméticos, lociones, ni cremas.

No es necesario tomar un baño caliente todos los días, con jabón y cepillo, bajo condiciones ordinarias.

La "ducha fría" matutina, durante todo el año, sin consideración alguna de las condiciones climáticas, no es aconsejable. No hay necesidad de someter deliberadamente el cuerpo a una conmoción extrema, y en un número de casos puede resultar más dañino que benéfico.

Está por demás decir que la piel debe mantenerse limpia para permitir que los poros funcionen apropiadamente y esto puede lograrse mediante el método siguiente:

Coloque un recipiente con agua fría delante de usted. Sumerja las manos en éste y frote enérgicamente, comenzando por la cara; remoje sus manos de nuevo y aplíquela sobre el cuello y los hombros; luego frote el pecho y el estómago; después los brazos y espalda, concluyendo con las piernas y los pies. Sumerja sus pies dentro del recipiente, si así lo desea. Continúe humedeciendo sus manos según sea necesario, pero no hay necesidad de escurrir agua sobre el cuerpo. Para secarse, frótese a mano limpia durante 5 minutos si es posible, hasta que el cuerpo esté radiante, o también puede secarse con una toalla. Esto debe realizarse justo después de haber concluido sus ejercicios. Los resultados le sorprenderán. Si prefiere un baño de tina, entonces llénela con alrededor de 1 pulgada de agua fría. Tome asiento con sus rodillas levantadas y siga la misma regla de frotar y masajear como se indicó anteriormente.

Recuerde que el baño de aire es tan esencial como el baño de agua. Unos cuantos minutos diarios que pase frente a una ventana abierta, al levantarse y antes de retirarse, cuando toda vestimenta haya sido removida, masajeando el cuerpo, ayuda a conservar las cualidades naturales del funcionamiento de la piel.[111]

Siempre tenga en mente, que los extremos de cualquier tipo son perjudiciales. Esto se aplica al ejercicio, bañarse y dormir, así como a los excesos de alimentación. Incluso extrema alegría y felicidad han matado tanto como la ira, el odio y la pena. Por lo tanto, EVITE TODO TIPO DE EXTREMOS.

---

[105] Ehret no propugna el ejercicio excesivo con el propósito de desprender y eliminar residuo. Históricamente, ha habido diversas terapias que utilizan la agitación y masajes intensivos como un medio primario para desprender los residuos. Para Ehret, la actividad física racional y natural es lo más óptimo, y el exceso de ejercicio y masaje debe ser evitado.

[106] Practicar la "Ciencia de la respiración" u otras formas racionales de yoga, va de la mano con la dieta amucosa.

[107] Siéntase libre de escuchar algo distinto a la música de marcha, si así lo desea. Históricamente, las marchas se convirtieron en una de las formas musicales más populares alrededor del mundo a lo largo de 1800 y principios de 1900. Antes del advenimiento de los discos fonográficos, si la gente quería oír música, tenían que hacerla ellos mismos o escucharla interpretada en vivo. La locura de la banda militar durante los años 1800, es aún en parte responsable de las bandas musicales que continúan jugando un papel visible en los programas de música escolares. Dicho esto, Ehret fue un hombre de su tiempo y la idea de ejercitarse acompañado por un disco fonográfico, era innovadora y emocionante.

[108] El poder de los baños de sol para asistir la depuración del cuerpo, no debe ser subestimado. Se recomienda no usar bloqueador solar, ya que constipan terriblemente los poros. Al igual que con todos los aspectos de la dieta, asegúrese de hacer la transición hacia períodos más largos bajo el sol. Entre más limpio esté, más fácil será prodigar bajo el sol, de manera segura y natural, por períodos prolongados de tiempo.

[109] Dos o tres cuartos de galón de agua es la cantidad que cabe en la mayoría de las bolsas de enema estándar. Muchos practicantes de la dieta amucosa de hoy en día, aplican enemas de jugo de limón con agua destilada regularmente. Para obtener más detalles sobre cómo hacer los enemas, consulte la sección de enemas de jugo de limón en *Spira Speaks: Dialogs and Essays on the Mucusless Diet Healing System.*

[110] Existen diferentes opiniones acerca de qué lado es mejor recostarse. Para obtener una discusión más detallada acerca del tema, véase la sección de enemas de limón en *Spira Speaks: Dialogs and Essays on the Mucusless Diet Healing System.*

[111] Una buena regla general, es no aplicar nada en su piel que no estaría dispuesto a ingerir. Jabón, maquillaje, lociones, desodorantes, etc., todos son introducidos al cuerpo por medio de sus poros. Se recomienda que busque jabones, etc., elaborados de los ingredientes más naturales. Muchos supermercados ahora cuentan con productos higiénicos naturales, dentro de la sección de alimentos "orgánicos" o "naturales". Se recomienda encarecidamente que se evite el uso de desodorantes comunes, que obstruyen terriblemente los poros de sus axilas. El mal olor de las axilas proviene de una de las siguientes fuentes: 1) el hedor de los desechos internos, o 2) bacterias recónditas en el exterior de sus axilas. La fuente anterior disminuye radicalmente a medida que depura su interior de residuos putrefactos. Para este último, he encontrado que los **baños de aire con jugo de limón aplicado en las axilas**, es la manera más efectiva y segura de eliminar el mal olor desde el exterior de su cuerpo. Exprima un limón, luego tome un paño o toalla de papel limpia (natural, sin tintas preferiblemente) y deje que ésta absorba un poco del jugo. Aplíquelo en sus axilas, una a la vez. Después levante sus brazos y deje que el jugo de limón se seque con el aire. Dejar que el oxígeno seque el jugo ayuda a eliminar todos los agentes causantes del mal olor. Este método puede ser mucho más económico y menos perjudicial que el uso de desodorantes o antitranspirantes comerciales.

(Muchos practicantes de la dieta amucosa, compran limones y otros artículos al por mayor, en supermercados locales o mayoristas de frutas y vegetales. Los mayoristas cuentan con opciones de "pague y lléveselo", y estarán dispuestos a vender cajas de frutas y vegetales para toda la familia.)

Un mensaje a los Ehretistas

Queridos amigos:

Saben ahora, después de estudiar las lecciones anteriores con cuidado e inteligencia, que la enfermedad consiste de una masa de materia desconocida, putrefacta y fermentada, de décadas de antigüedad, dentro del cuerpo—especialmente en los intestinos y el colon. Usted asimismo sabe cuán imprudente e ignorante es pensar que el saber qué comer es, por sí sola, una dieta completa de curación.

Ninguna de las autoridades reconocidas sabe la tremenda importancia de una limpieza completa y profunda de la "cloaca" humana. Todos son en parte "engañados" por la naturaleza cuando recomiendan el consumo de frutas con el estómago e intestinos obstruidos por moco y alimentos proteicos descompuestos, comidos desde la infancia, hacia la edad adulta y más allá.

Se le ha enseñado el resultado: si estos venenos—cianuro de potasio—se disuelven con demasiada rapidez, y se permite que entren en la circulación, sensaciones severas—incluso la muerte—pueden ocurrir, ¡y entonces se culpan a los alimentos naturales del hombre, las naranjas, uvas, dátiles, etc.!

Mis enseñanzas demuestran claramente que esta ignorancia, hasta ahora inexplicada, respecto a la dieta a base de frutas, es el "obstáculo" para el resto de los expertos en investigación de alimentos que han hecho pruebas experimentales personales. He oído el mismo grito miles de veces e incluso de personas jóvenes y saludables: "¡Me debilité!" Y todos los expertos, exceptuando yo, dicen: "Sí, requiere más proteínas; por lo menos coma algunas nueces".

Durante mis pruebas personales que implican este mismo problema, intenté superar este "obstáculo" cientos de veces. Después de una cura de dos años en Italia (enfermedad de Bright con tendencia tísica), por dieta amucosa y ayuno, comí dos libras de las uvas más dulces y bebí medio galón de jugo de uva fresco, hecho de las mejores y más maravillosas uvas locales. ¡Casi inmediatamente sentí que iba a morir! Me sobrecogió una terrible sensación, palpitaciones cardíacas, mareos extremos, que me forzaron a recostarme, y entonces fui invadido por intensos dolores en el estómago e intestinos. Diez minutos después, ocurrió el gran suceso—una diarrea de moco espumoso y vómito de jugo de uva, mezclado con moco de olor ácido, ¡y después sucedió el mayor suceso de todos! Me sentí tan maravillosamente bien y fuerte, que a la vez realicé 326 flexiones de brazos y rodillas consecutivamente. ¡Todas las obstrucciones habían sido removidas!

Por primera vez en la historia, he mostrado lo que eran los seres humanos cuando vivían sin alimentos "cocidos"—durante los tiempos prehistóricos (llamado paraíso), comiendo frutas, el "pan celestial".

Por primera vez en la historia este "demonio" en la tragedia de la vida humana ha sido expuesto y cómo pueden —y deben— ser eliminados antes de que el hombre y la mujer puedan ascender de nuevo a una salud paradisiaca, felicidad, inmunidad de enfermedad y a un ser "semejante a Dios".

Si el Jardín de Edén—el cielo en la tierra—alguna vez existió, debió ser un "huerto frutal". Por miles de años, a través de una civilización errónea, los seres humanos han sido engañados a cometer un inconsciente suicidio, reducirse a la esclavitud, producir alimento incorrecto, "ganarás el pan con el sudor de tu frente". Los alimentos antinaturales causan enfermedad y muerte.

"Paz en la tierra", la felicidad y rectitud, siguen siendo un sueño ingenuo. Durante miles de años, Dios, el paraíso, el cielo—el pecado, el diablo, el infierno—, rara vez encontraron una interpretación que una mente razonadora clara, estaría dispuesta a aceptar. El prójimo desafortunado promedio piensa de Dios como un Padre bueno y perdonador, quien le permitirá entrar al paraíso en otro mundo—sin castigo alguno de cualquiera de las violaciones de Sus leyes en la naturaleza.

He probado por primera vez en la historia, que la dieta del paraíso no solamente es posible—suficientemente buena para una humanidad degenerada como la nuestra—, sino que también es una Necesidad Incondicional y el primer paso a una verdadera salvación y redención de toda miseria de la vida. Que es una llave necesaria para el paraíso, donde la enfermedad, preocupación y tristeza—odio, lucha y asesinato—eran desconocidos y donde no existía la muerte, por causas antinaturales, por lo menos.

"Somos lo que comemos", es la declaración filosófica más grande y verdadera.

Ahora debe ver por qué la civilización, toda religión, toda filosofía, con su tremendo sacrificio de trabajo, tiempo, dinero, energía; es y ha sido en parte conjetura. La fórmula mágica del "Cielo en la tierra"—del paraíso—debe decir así:

"Coma su propio pasaje hacia el paraíso físicamente". Pero usted no puede pasar por el portón custodiado por el ángel de la espada flamígera, sin antes haber cruzado el purgatorio (fuego purificador) del ayuno y la dieta curativa—¡una purificación y depuración fisiológica por la "llama de la vida" en su propio cuerpo! Durante miles de años, nadie ha escapado a la lucha de la muerte causada por una vida antinatural, y usted tendrá que enfrentarla algún día.

Pero usted, yo y otros que hemos aprendido la más grande e importante verdad de la vida, somos los únicos en la existencia de hoy en día, que realmente, no sólo mentalmente, estamos fuera del camino oscuro y suicidio inconsciente, y en camino hacia la luz de una nueva civilización—la luz de una regeneración física—como la fundación para un progreso mental y espiritual, semejante a la revelación, hacia la luz de un mundo superior, es decir, un mundo espiritual.

Este libro representa un esquema de la gravedad de mi trabajo, y también un llamamiento a usted en busca de ayuda para llevarlo a cabo como el mayor acto que puede realizar—sobre el cual depende no sólo su destino, sino el de una humanidad doliente e infeliz—al borde de un colapso físico y mental.

ARNOLD EHRET

ÍNDICE

A

agua destilada, 156, 227
albúmina, 41, 42, 45, 59, 77, 79, 83, 89, 92, 95
alimentación infantil, 85, 200, 214–15
alimentos crudos, 113, 119, 120, 123, 151
almidón, 28, 31, 44, 47, 58, 79, 82, 87, 113, 125, 132, 133, 134, 155
ayuno
  bebidas, 187
  camuflado, 114
  cómo prepararse, 23, 181
  cómo romper, 180–82, 186, 190
  superior, 195, 196, 197, 216, 217
ayuno de agua, 189, 190, 197
ayuno de frutas, 115, 160, 161, 219
ayunos de agua. *Véase* ayuno de agua

B

baños
  baño de agua, 221, 226
  baño de aire, 88, 195, 221, 226, 228
  baño de sol, 88, 147, 221, 224, 227
  baño interno, 221, 225
beber alcohol, 76, 129, 199

C

cabello, salud del, 37, 210, 211, 212
carnes, 31, 59, 85, 127, 145, 200
Catani, Dr., 112
cómo romper, 180–82
cereales, 81, 82, 83, 84, 88, 112, 128, 150, 155, 201
chancro, 208
Ciencia Cristiana, 101, 102
circulación sanguínea, 36, 65, 75, 100, 101, 177
composición sanguínea, 87–90, 154, 179, 209
crudivorismo. *Véase* alimentos crudos

curación divina, 101
curación sin drogas, 32, 55, 99–102, 153, 204

D

Densmore, Dr. Emmet, 112, 116
diabetes, 41, 44, 59, 181
diagnóstico, 39–42, 43, 47–51, 55–62
dieta co-mucosa, 140, 150–52, 155, 181
dieta de frutas, 39, 52, 69, 120, 139, 143, 162, 197, 208
dieta de leche, 114
dieta de los alimentos crudos. *Véase* alimentos crudos
dieta de transición, 52, 117, 139–71, 208
dietética, confusión en la, 105–21, 199
dolor de muelas, 49, 214

E

ensalada mixta estándar, 141
ejercicio, 67, 79, 100, 147, 221–24, 227
enema, 79, 146, 182, 183, 195, 225, 227
enfermedad de Bright, 32, 40, 41, 59, 230
enfermedad de la vesícula, 208
enfermedades
  agudas, 35, 36, 61, 96, 195
  crónicas, 35, 37, 49, 58, 61, 62, 96, 101, 139, 153, 161, 194
  latentes, 35, 36, 48, 56, 61, 83, 93, 96, 106, 180, 209, 215
enfermedades de los ojos y oídos, 51, 53
enfermedades de los riñones, 50
enfermedades del hígado, 50
enfermedades mentales, 51
enfermedades venéreas, 50, 53, 181, 207
escoba intestinal
  herbal, 3, 144
  vegetal, 113, 141, 151, 155, 201
espejo mágico, 55–65, 201, 202
esterilidad, 210
eugenesia, 213–18

F

fisiología, la nueva, 28, 66, 75–96, 195, 204
Fletcher, Horace, 83, 85, 114
formación de la sangre, 56, 93–96
fórmula de la vida, la, 65–70, 79, *Véase también* V igual P menos O
forúnculos, 120
frugívoros, 33, 34, 82, 95, 197, 205, 206, 219

G

genios, 217–18
glóbulos blancos, 43, 58, 88, 90, 91, 225
gonorrea, 207–9
gota, 40, 50, 112
Graham, Rev. Sylvester, 112, 116
granos, 31, 79, 128, 130
grasas, 31, 79, 110, 131, 132, 200, 201, 202, 206

H

Haig, Dr. Alexander, 41, 44, 112
heces
  sin eliminar, 27, 42, 56, 78
Hensel, Dr. Julius, 25, 67, 71, 89, 92, 112
hierbas medicinales, 144, 147–48
huevos, 59–61, 79, 88, 96, 111, 127, 200

I

impotencia, 210
indigestión, 40, 56
influenza, 36, 61
innerclean. *Véase* escoba intestinal, herbal

J

Jaeger, Dr. Gustav, 41, 44

K

Kellogg, Dr. John Harvey, 77, 79

L

Lahmann, Dr. Johann Heinrich, 41, 43, 111, 112, 124
leche, 31, 44, 85, 88, 111, 128, 145, 200
legumbres, 130, 201

M

masaje, 100, 221, 225, 226, 227
masturbación, 210
maternidad, 213, 214, 215
medicina, 41, 43, 58, 76–77, 84, 99–100, 107, 147
menstruación, 213
metabolismo, 75, 77–78, 79
muerte, 3–4, 65, 71, 77, 78, 91, 179, 181, 195, 209, 225, 229, 231

N

naturopatía, 3, 24, 32, 41, 55, 58, 63, 66, 175, 208

P

paperas, 50
parto, 213, 214
Powell, Dr. Thomas, 19, 24, 87–89, 90–91
pulmones, 36, 49, 52, 66, 76
punto muerto, 69, 72, 179

Q

queso cottage, 146, 173
quiropráctica, 100

R

renacimiento naturalista, 4
resfriados, 36, 49, 58, 61, 195, 207

S

sales minerales, 88, 89, 95, 112, 201, 219
sangre
  blanca, 43, 58, 88, 90, 91, 225
  roja, 88, 89, 92
sexo
  control natural, 209–10
  enfermedades, 50, 207
  psicología, 209
sífilis, 53, 207, 208
sin eliminar, 27, 39, 56, 106, 206, 219
medicina, 148

T

tartamudez, 50, 53
tisis, 49, 52
tratamientos mentales, 100, 101, 102

V

V igual P menos O (V = P - O), 65–70, 71, 79
veganismo. *Véase* vegano
vegano, 116, 130, 205
vegetales cocidos, 116, 142, 145, 151, 162, 168–71
vegetariano, 77, 79, 82, 111, 113, 130, 159, 160, 169, 171, 177

ACERCA DEL PROF. SPIRA

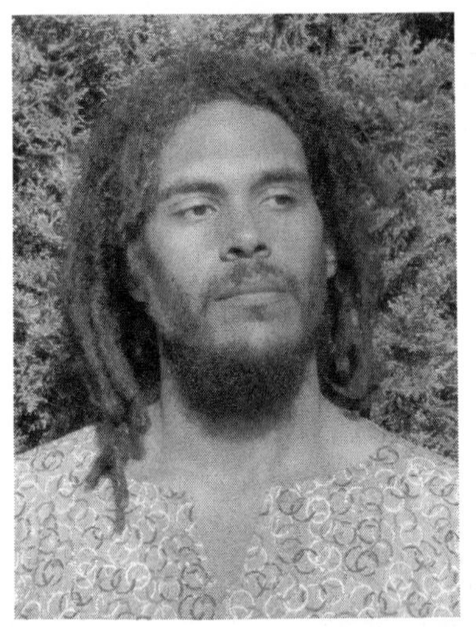

En el 2002, el Prof. Spira era un ex-jugador de fútbol americano, pesando 280 libras y sufriendo de múltiples dolencias como migrañas diarias, alergias, bronquitis recurrente, apnea del sueño, acidez estomacal persistente, etc. Después de haber perdido a su madre por una terrible cadena de enfermedades crónicas, cuando él cursaba el sexto grado, creció creyendo que estaba genéticamente destinado a pasar su vida enfermo. Mientras estudiaba la ejecución del trombón en el Colegio-Conservatorio de Música de la Universidad de Cincinnati, se encontró con un baterista de jazz llamado Willie Smart (también conocido como "Brother Air"), quien le informó sobre el *Sistema curativo por dieta amucosa* de Arnold Ehret. Dentro de 6 meses de haber leído el libro, Spira perdió 110 libras y venció todas sus principales dolencias. Fue capaz de deshacerse de su unidad de CPAP (una máscara de oxígeno para tratar la apnea del sueño), así como de los medicamentos que había tomado desde la infancia. Desde su transformación, Spira ha ayudado e inspirado a un gran número de personas a aplicar la dieta amucosa para superar sus enfermedades por medio de sus escritos, música y consultas individuales.

Spira es un trombonista profesional de jazz, educador y autor. Sostiene un título MM en la ejecución del trombón de jazz, un MA en Estudios Africanos y Afroamericanos, y un doctorado en etnomusicología en la Universidad del Estado de Ohio. También es el co-líder de un grupo de jazz totalmente vegetariano, llamado "The Breathairean Ensemble", cuyos miembros están dedicados a inspirar a sus oyentes a perseguir lo que ellos llaman "la liberación fisiológica". En el 2013, Spira publicó su primer libro sobre la dieta amucosa, titulado *Spira Speaks: Dialogs and Essays on the Mucusless Diet Healing System*. Él es administrador del sitio web: www.mucusfreelife.com.

LISTA DE OTRAS PUBLICACIONES

Spira Speaks: Dialogs and Essays on the Mucusless Diet Healing System

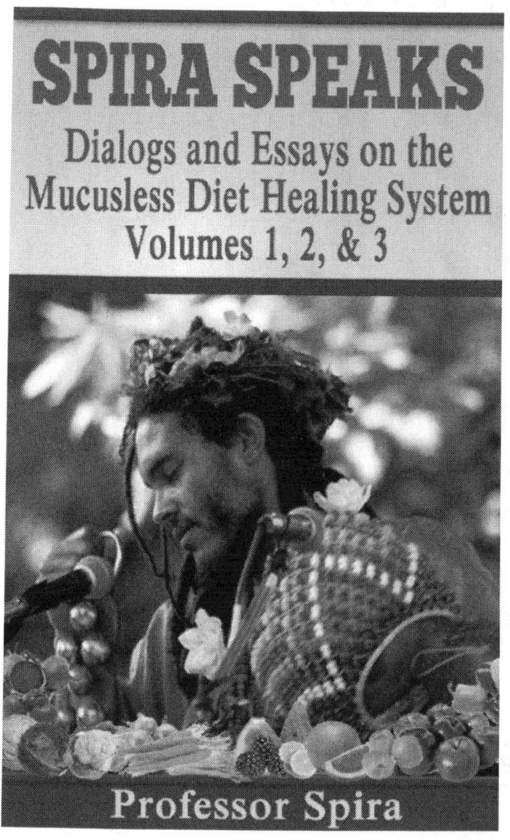

¡Únase al Prof. Spira para obtener un vistazo sin precedentes del poder curativo de un estilo de vida libre de moco! Después de perder 110 libras y superar numerosas dolencias físicas, Spira aprendió que tenía un don para articular los principios de la dieta a través de su escritura y música. A medida que comenzó a interactuar con buscadores de la salud, por medio del Internet en el año 2005, se dio cuenta de que los diálogos escritos sobre la dieta podrían beneficiar a muchas personas más que sus lectores previstos. Este libro es una recopilación de los mejores escritos del profesor Spira en relación al tema.

¿Qué es el *Sistema curativo por dieta amucosa*? ¿Cómo ha beneficiado a numerosas personas a superar enfermedades consideradas permanentes? ¿Qué se necesita para practicar un estilo de vida libre de moco en el siglo XXI? ¿Por qué es la dieta de transición uno de los aspectos más incomprendidos de la dieta amucosa? Spira responde a estas preguntas, y muchas más, en su nuevo libro electrónico sin precedentes, que contiene escritos nunca antes publicados acerca de la dieta amucosa.

Panfletos sobre las enseñanzas de Ehret

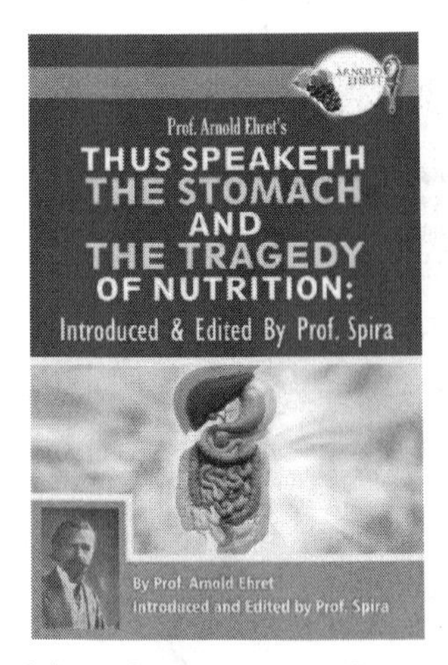

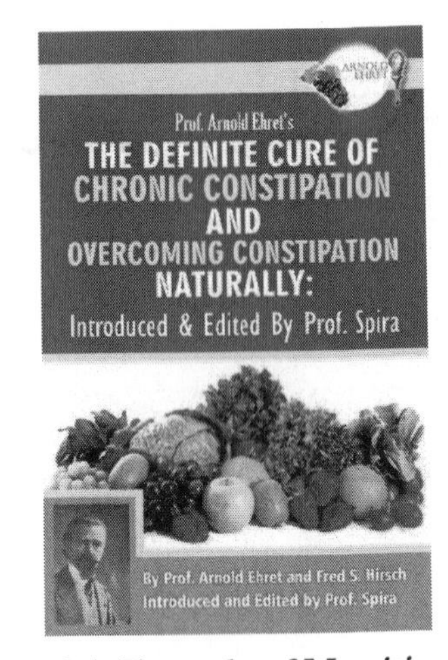

Thus Speaketh the Stomach and A Tragedy of Nutrition

Si sus intestinos pudieran hablar, ¿qué le dirían? ¿Qué si pudiera entender la salud por medio de la perspectiva de su estómago? En esta obra sin precedentes, Arnold Ehret da voz al estómago, y revela el fundamento de la enfermedad humana.

The Definite Cure of Chronic Constipation and Overcoming Constipation Naturally: Introduction by Prof. Spira

En Definite Cure of Chronic Constipation and Overcoming Constipation Naturally, el Prof. Arnold Ehret y su estudiante número uno, Fred Hirsch, exploran generalmente la condición de constipación del ser humano.

Prof. Arnold Ehret's Rational Fasting for Physical, Mental, and Spiritual Rejuvenation: Introduced and Edited by Prof. Spira

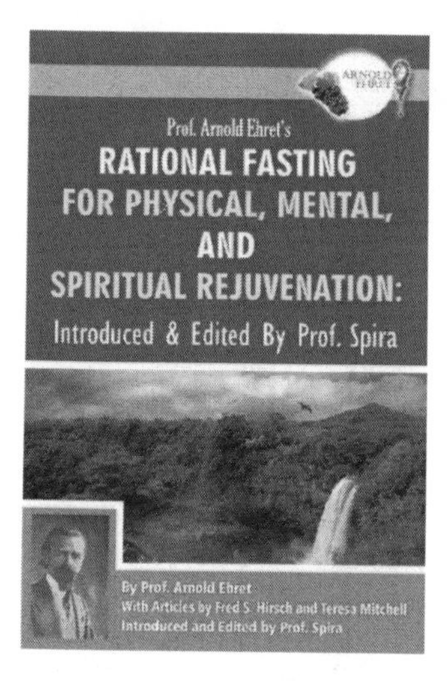

Descubra una de las obras más importantes e influyentes de Ehret, el compañero del Sistema curativo por dieta amucosa. Introduciendo *Rational Fasting for Physical, Mental, and Spiritual Rejuvenation: Introduced and Edited by Prof. Spira*, ahora disponible en Breathair Publishing.

En esta obra maestra, Ehret explica cómo realizar un ayuno exitosamente, de forma segura y racional, con el fin de eliminar el residuo nocivo del cuerpo y promover la curación interna. También se incluyen los famosos ensayos sobre las enseñanzas de Ehret, escritos por Fred Hirsch y su devota de mucho tiempo, Teresa Mitchell.

Aprenderá:

- La causa fundamental común en la Naturaleza de las enfermedades.
- Instrucciones completas para el ayuno.
- La elaboración de un cuerpo perfecto mediante el ayuno.
- Reglas importantes para el ayunador.
- Cuánto tiempo ayunar
- Por qué ayunar
- Cuándo y cómo ayunar
- Cómo Teresa Mitchell transformó su vida mediante el ayuno.
- ¡Y mucho más!

¡PRÓXIMAMENTE!

The Art of Transition: Spira's Mucusless Diet Healing System Menu and Recipe Guide

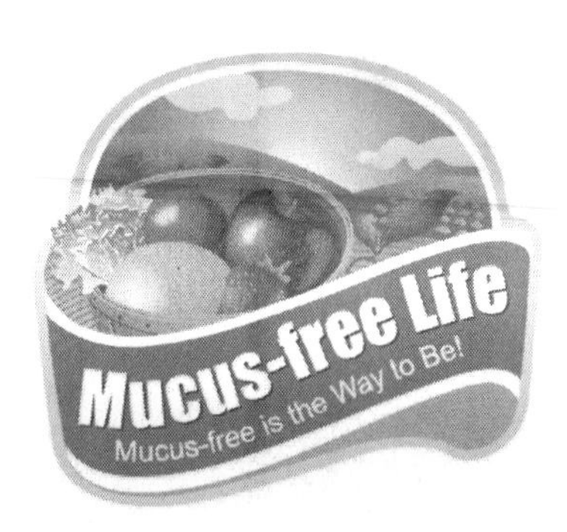

¿Qué come realmente un practicante de la dieta amucosa? ¿Qué clase de alimentos formadores de moco, transicionales, son los mejores? ¿Cuáles son las combinaciones de menús más eficaces para tener éxito a largo plazo en la dieta amucosa? ¿Cuáles son los mejores menús crudos y cocidos transicionales? ¿Qué alimentos y combinaciones deben evitarse a toda costa? ¿Cómo puede preparar satisfactorias comidas amucosas y co-mucosas para su familia?

¡Estas preguntas y muchas más, se abordarán en el anhelado recetario de la dieta amucosa por el Prof. Spira! ¡Manténgase al tanto!

Introducción

Propósito

Frutas, vegetales y artículos veganos populares omitidos en el libro

Orgánico contra no orgánico

Co-mucoso

Crudo contra cocido

Combinaciones satisfactorias de nueces y frutas secas

El salteado de cebollas

Comidas llenadoras de vegetales al vapor y horneados

Comida de Spira ideal para dejar la carne

Amucoso

Ensaladas mixtas crudas

Aderezos crudos

Mono-comidas de fruta preferidas

Frutas secas preferidas

Combinaciones de fruta preferidas

Jugos vegetales

Batidos y salsas de fruta

Jugos de fruta frescos

Combinaciones de muestra y menús semanales

COACHING Y CONSULTAS

DE LA DIETA AMUCOSA POR EL PROF. SPIRA

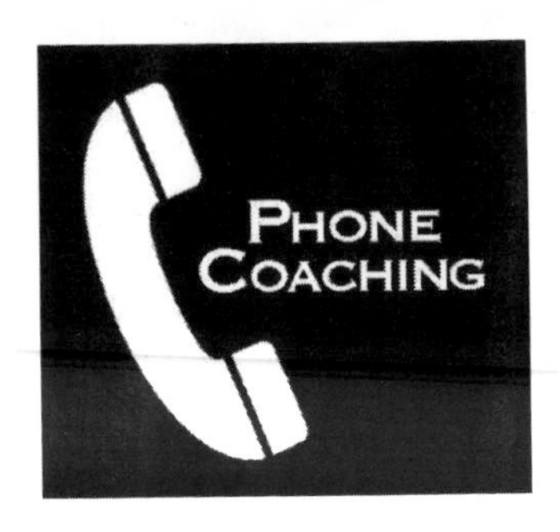

Después de recibir una consulta con el Prof. Spira, pude llevar mi práctica del Sistema curativo por dieta amucosa a otro nivel. Hablar cara a cara con un practicante avanzado fue clave y una verdadera bendición en mi recorrido. ¡Estoy entusiasmado por tener otra consulta en el futuro!

-Brian Stern, instructor certificado de Bikram Yoga y músico

Realmente eres increíble. No has hecho nada más que dar todo lo posible para ayudarme, y yo realmente lo aprecio. Gracias por "alimentarme".

-Samantha Claire, pianista y educadora

Spira ha practicado la dieta amucosa y estudiado los movimientos higienistas/naturistas por los últimos quince años. Durante ese tiempo, ha asesorado y ayudado a muchos en el arte de transicionarse lejos de los alimentos formadores de moco. Por un tiempo limitado, hable con el Prof. Spira acerca de sus necesidades, desafíos y preguntas individuales. ¡Las consultas por Skype, teléfono, o en persona, están disponibles! Para más información visite:

www.mucusfreelife.com/diet-coaching

ENLACES WEB

Sitios web

mucusfreelife.com

breathairmusic.com

Facebook

Prof. Spira Fan Page: www.facebook.com/ProfessorSpira

Arnold Ehret Fan Page: www.facebook.com/arnoldehret.us

Grupo de apoyo Arnold Ehret: www.facebook.com/groups/arnoldehret/

YouTube

Breathair-Vision del Prof. Spira: www.youtube.com/user/professorspira

Twitter

@profspira

@ArnoldEhret1

¡Visite nuestra librería para encontrar libros por Arnold Ehret!

www.mucusfreelife.com/storefront/

¡Ahora están disponibles las consultas/coaching con el Prof. Spira sobre la dieta amucosa!

www.mucusfreelife.com/storefront/product/mucusless-diet-coaching/

¡Por favor comparta sus críticas!

Comparta sus críticas y comentarios acerca de este libro y sus experiencias con la dieta amucosa, en Amazon y mucusfreelife.com. Al Prof. Spira le encantaría escuchar cómo le ha beneficiado el texto.